痛みの
9割は
脳が原因

しつこい 見るだけで 痛みがすーっと消える すごい写真

痛み専門医・医学博士
河合隆志

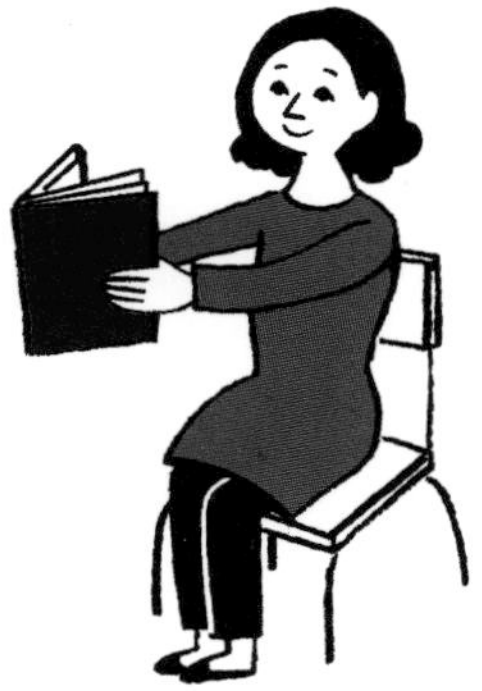

アスコム

私自身、長い間、痛みに苦しんできました。

学生時代を通じて、ひどい肩の痛みに悩まされ、何軒もの病院や整体などで治療を受けたにもかかわらず、いっこうに改善せず絶望した日々を過ごしていました。

しかし、「これは自分で治すしかない」と一念発起し、入っていた大学を卒業後、痛みの専門医になろうと、東京医科大学医学部に入りなおしました。

それから痛みの研究と診療を重ね、
たどりついた答えをまとめた
『痛み専門医が考案
見るだけで痛みがとれるすごい写真』を、
今回、より簡単に実践しやすいように、
改編したのが、本書です。
「写真を見るだけで、痛みが改善するなんてありえない」と
思う方もいるかもしれません。
しかしこれは、でたらめなものでは決してありません。

**医学的なエビデンスに基づき
編み出したものです。**

POINT!

「慢性痛の9割は脳が作り出している」

本書のメソッドは、この考えを基盤に作られています。これは、私の持論ではなく、医学界ではよく知られた話です。次ページの図を見てください。これは、アメリカのノースウェスタン大学の研究で、みなさんのように慢性的な痛みに苦しんでいる方と健康な方、それぞれの安静時の脳活動を比較したものです。

オレンジや赤色が多いところが血流量が多く、活性化しているところです。

黄色や緑のところが、逆に血流量が少なく活性化していません。

健康な人の脳
同じく安静時の
脳活動を検査

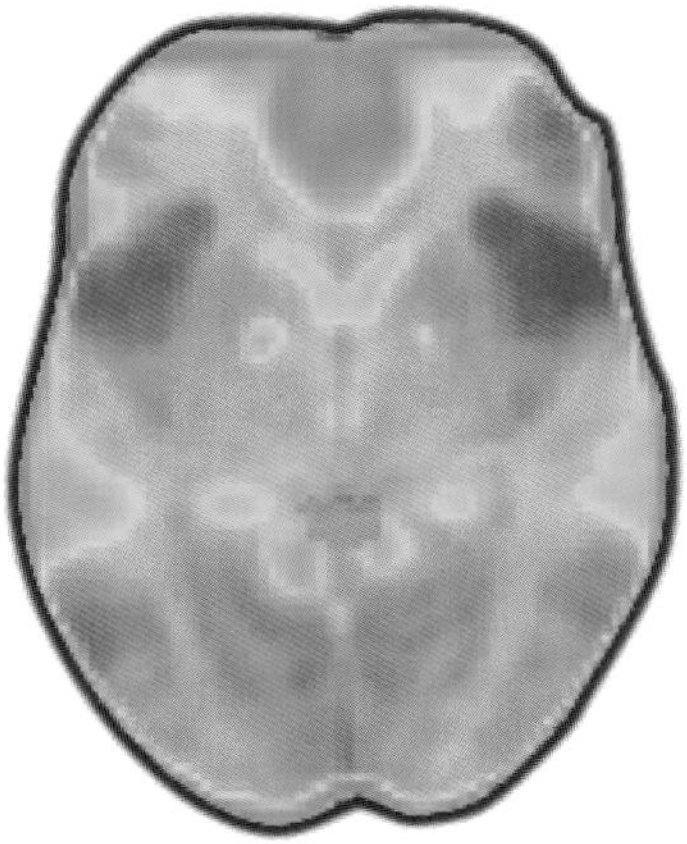

オレンジ・赤色は
脳が活性化している部位。
血流量が多い。

慢性腰痛の人の脳
頭のてっぺんから見て輪切りにした
画像。安静時の脳活動を検査

ここが目の位置

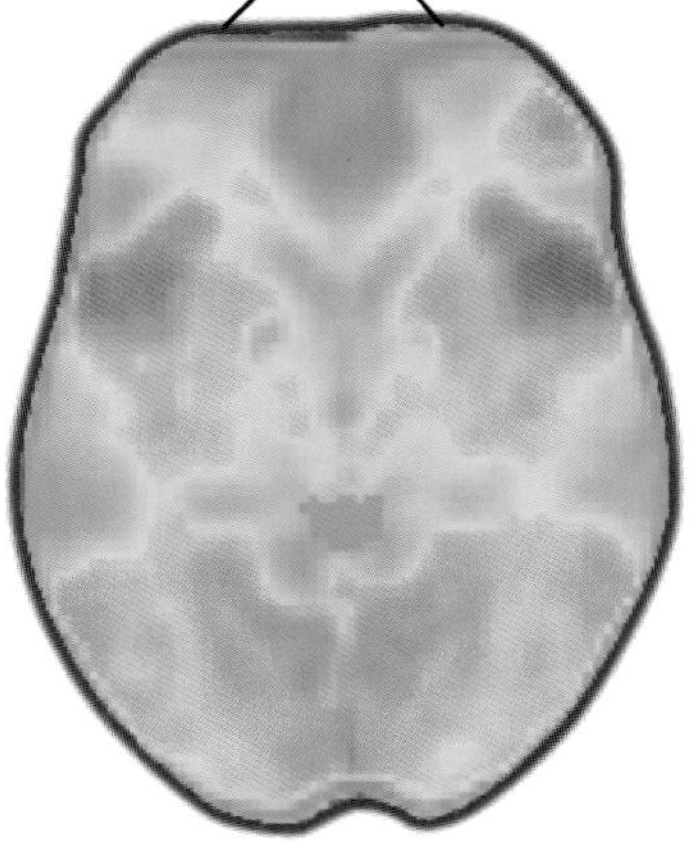

健康な人に比べて
緑や黄色が多い。
血流量が少ない。

（出典）
Baliki MN, Mansour R, Baria AT, Apkarian AV:
Functional reorganization of the default mode network
across chronic pain conditions. PLoS ONE 2014; 9(9): 1-13.

健康な人の脳のほうが明らかに活発になっています。
この健康な状態の脳に近づけるために、毎日の生活の中で、
誰でも簡単にできることはないか。
そう思い開発したのが、今回の写真なのです。
実際に、本書のメソッドを体験してもらったところ
(詳しくは25ページ)、
始めた瞬間から痛みがやわらいだ方もいますし、
1カ月かけて、だんだんと痛みが改善していった方など、
個人差がありますが、
効果を実感していただいています。

・病院に行っても、薬を飲んでも痛みが治らない
・ストレッチやマッサージをしても
なぜか痛みがぶり返す
・整体・鍼《はり》・カイロプラクティックに行っても、
あまり効果がない
・原因不明、または心理的なものと
診断されている

これらの悩みを抱えている人は、ぜひ試してください。

まずは、もう少し詳しく、「なぜ写真を見て痛みがやわらぐのか」を
理解していただくところから始めていこうと思います。

「すぐに試してみたい」という方は、
22ページから読んでください。

POINT!

なぜ本書の写真を見るだけで痛みが改善するの？

先ほど、健康な人と痛みを抱えている人で、
脳の活動の仕方が違うと話しましたが、
もっと、細かくどこの部分が違うのかを説明します。
先ほどと同じノースウェスタン大学の研究で、
健康な方と慢性痛の方に同じ刺激を与えたところ、
「側坐核《そくざかく》」という痛みをやわらげる働きの部位が、
健康的な人だけ活発に動き、
慢性痛の方は活発に動いていない
ことがわかりました。

痛みの刺激を与えたとき
健康な人だけ脳の一部が活性化した！

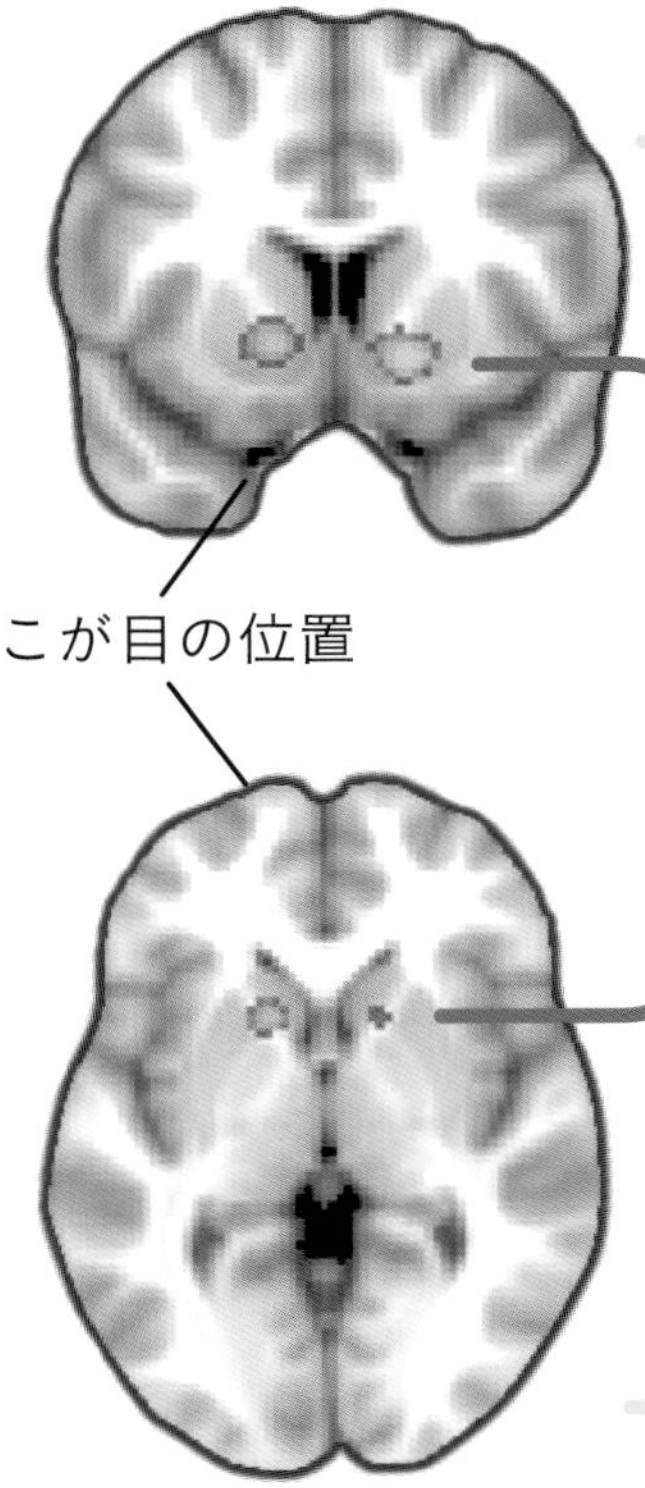
おでこに平行に輪切りにした画像
頭のてっぺんから見て輪切りにした画像

側坐核（オレンジの部分）の
働きが強まり、
痛みをやわらげる
ことが判明！

慢性痛の人は
側坐核の働きが
弱いため、痛い

（出典）
Baliki MN, Geha PY, Fields HL, Apkarian AV:
Predicting value of pain and analgesia: nucleus accumbens response to noxious stimuli changes in the presence of chronic pain. Neuron 2010; 66(1): 149160.

痛みが発生するメカニズムを簡単に解説しましょう。

人が「痛い！」と感じるのは、患部から脳に「痛い！」という信号が送られてくるからです。

この信号をキャッチするのが、脳の扁桃体《へんとうたい》という部分です。

この扁桃体がクセモノです。

扁桃体は一度「痛い！」と感じると、
痛みにビクビクしてしまって、患部が完治しても

「痛い！」と勘違いしてしまう

クセがあるのです。


特にストレスや不安を感じていると、この傾向が強まります。

これが長引くしつこい痛みの真相だったのです。

痛みは最終的に扁桃体で感じます

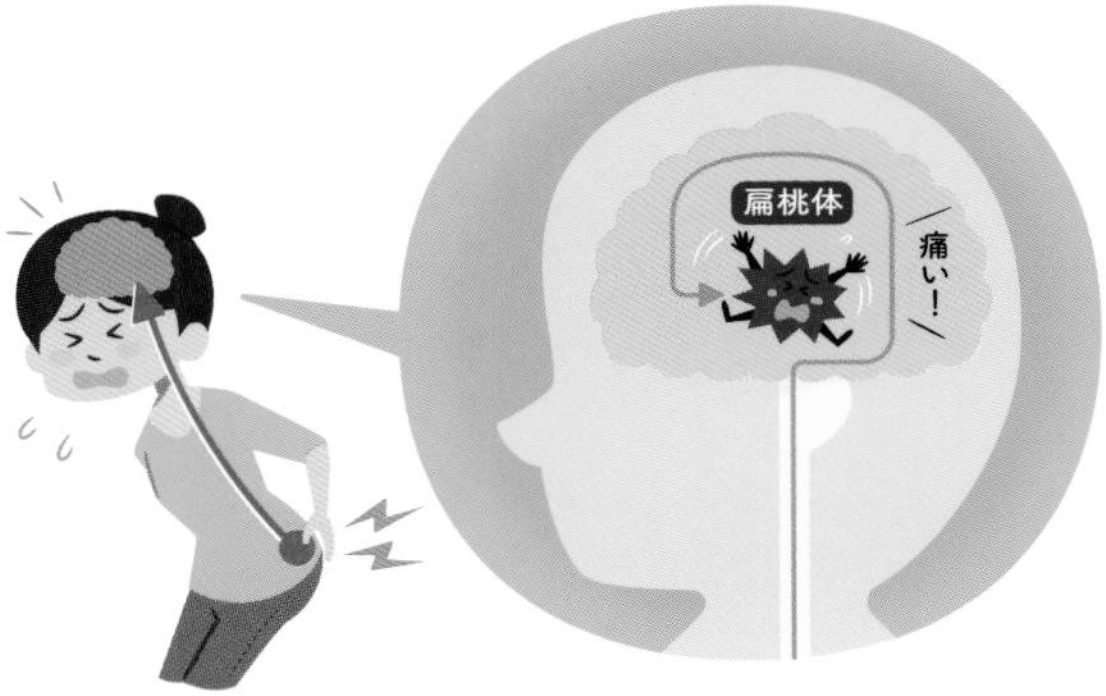

痛みの信号は
患部から神経を伝わり、
脳をめぐって
最後に扁桃体へ

患部が治っても不安やストレスがあると…

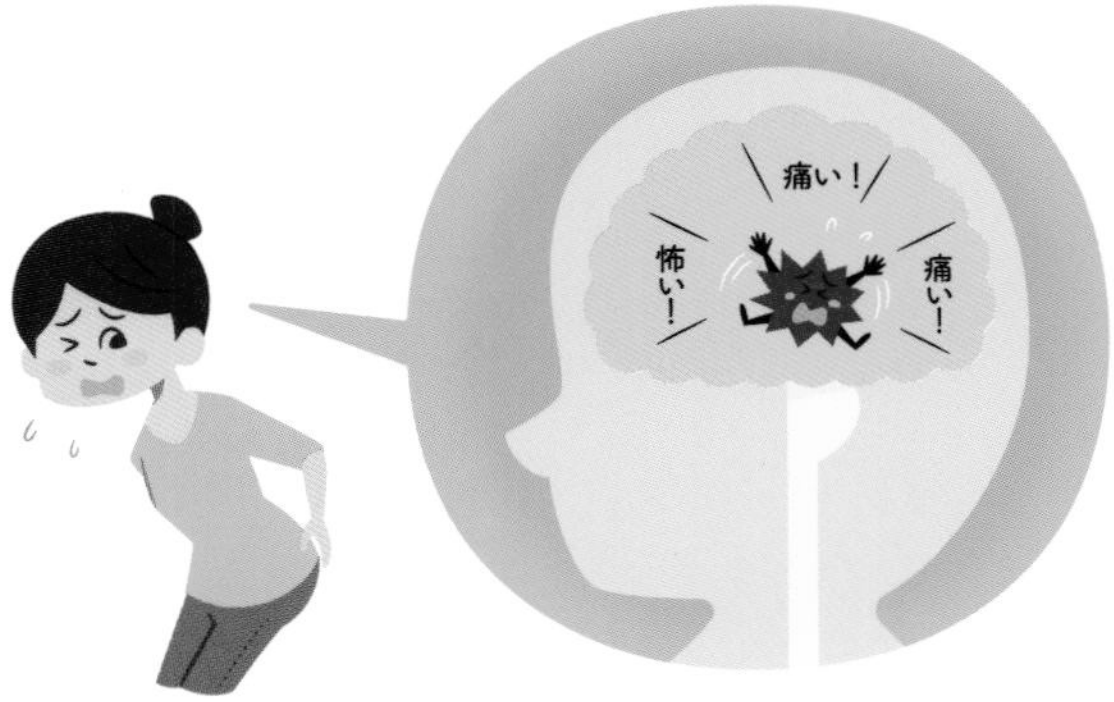

扁桃体は痛みを恐れて
治っているのに
「痛い」と
勘違いしてしまう

この痛みでビクビクしている扁桃体を

元の状態に戻す働きをするのが、「側坐核」です。

この側坐核の働きが活発になると、扁桃体は「あれ？　もう痛くないじゃん！」と気づきます。するとと長引くしつこい痛みが消えていくのです。

側坐核を活発にするのがドーパミンです。

ドーパミンは、楽しい、うれしい、笑った、興奮したなどと脳が感じたときに発せられます。つまり、ドーパミンを多く発せられることが、

好きなことをすると側坐核の働きが活発になります

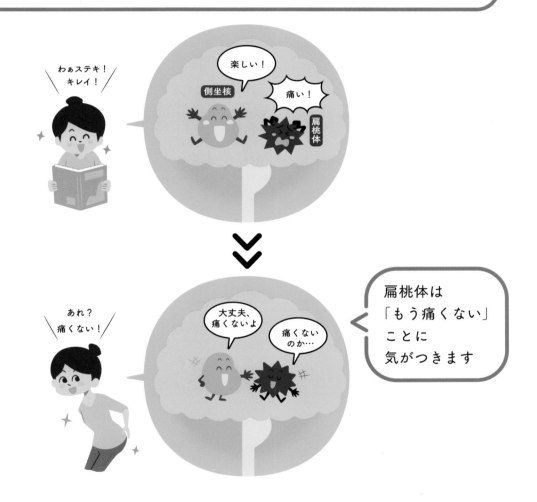

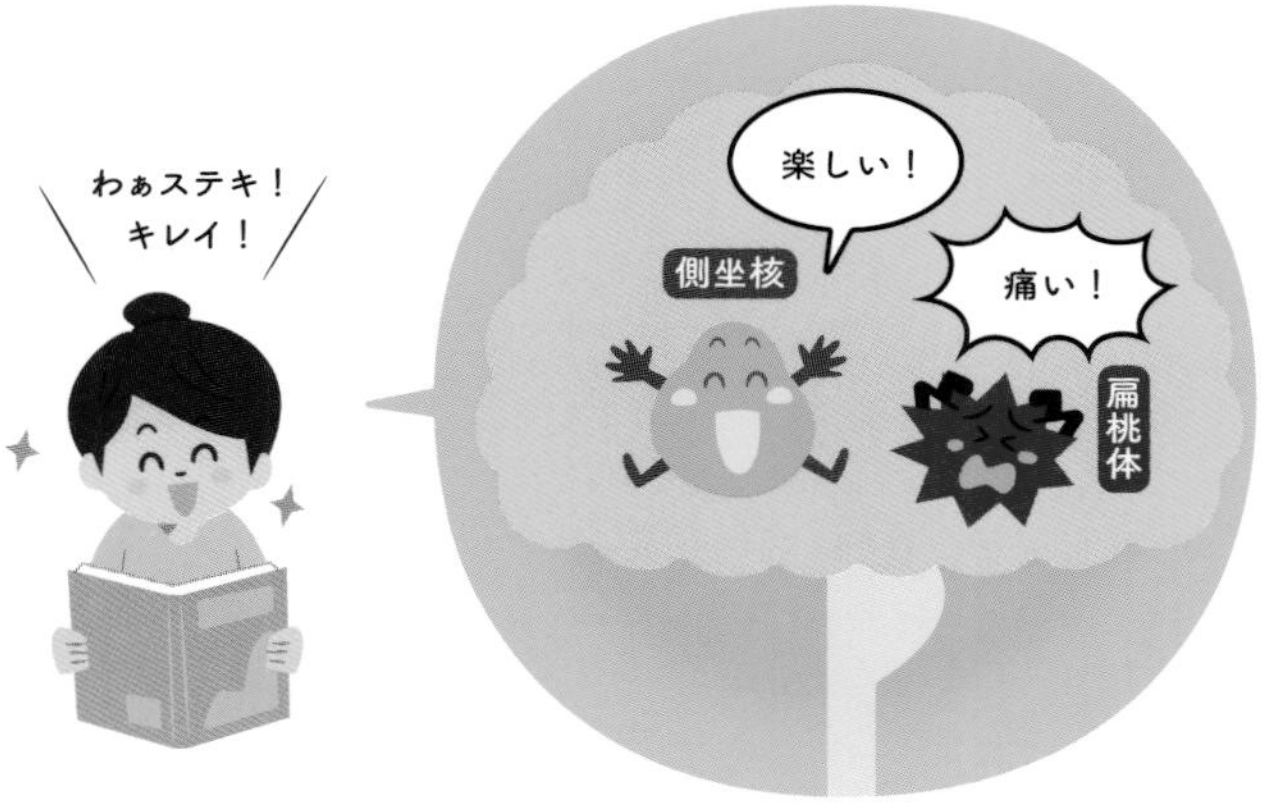
わぁステキ！
キレイ！
楽しい！
側坐核
痛い！
扁桃体

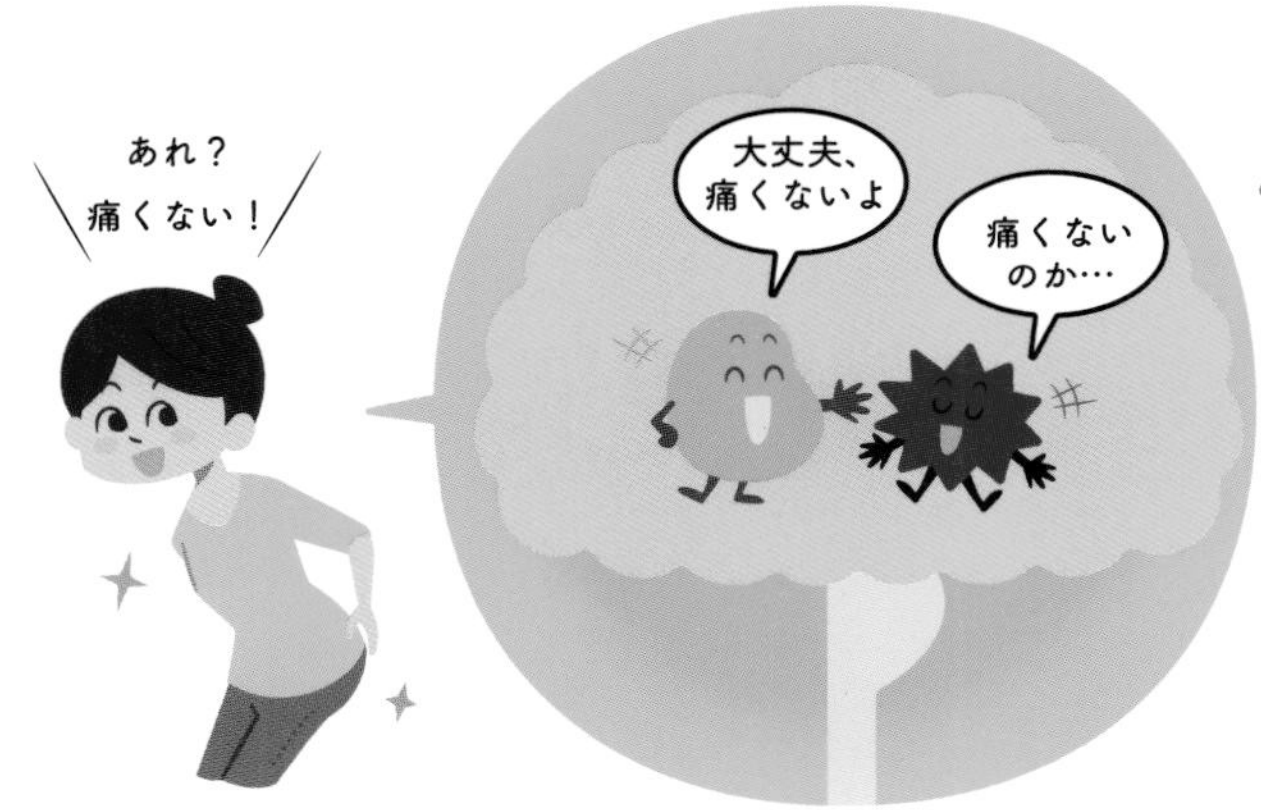
あれ？
痛くない！
大丈夫、
痛くないよ
痛くない
のか…

扁桃体は
「もう痛くない」
ことに
気がつきます

慢性痛を改善するには、大切なのです。

では、手軽にドーパミンを出すには、何がいいのか。

そこで、**私が着目したのが写真です。**

脳に送られる情報の8割は視覚だといわれています。
目から入った多くの情報によって
脳はさまざまな刺激を受けているのです。
つまり、うれしい、楽しいと感じられる写真を見ることで、
脳が刺激され、多くのドーパミンを発し、
側坐核を活発にできるのではないかと考えたのです。
「そんな簡単に?」と思われるかもしれませんが、

これにも実は、きちんとした研究結果が出ています。

スタンフォード大学の研究（*1）では、

痛みに苦しむ人が、

「好きな人の写真」を見たところ、

脳の血流量が増加し、

痛みがやわらいでいった

という結果が得られています。

本書は、ドーパミンがたくさん放出される写真、

さらに、扁桃体の「痛みの勘違いの大きな原因」である、

不安やストレスをやわらげる、

セロトニンが放出される写真を用意しました。

*1…Younger J, Aron A, Parke S, Chatterjee N, Mackey S: Viewing pictures of a romantic partner reduces experimental pain: involvement of neural reward systems. PLoS ONE 2010; 5(10): 1-7.

さらに、写真の効果を高めるために、写真とともに、
痛みが改善する格言を掲載しました。
この格言は、「痛みに関する脳の勘違い」を
正す内容になっています。
扁桃体のビクビクを正すためには、
「痛み」について誤解を正さなければなりません。
そのためには「**痛いわけがないんだよ**」と
脳に教えてあげればいいのです。
写真×格言のWの効果で、
脳の「まだ痛い」という誤解をとり、
痛みを改善するのが、
本書のメソッドなのです。

ただ、どんな痛みにも効果があるわけではありません。
痛みがやわらぐといっても、階段から転げて、
大けがをした瞬間にこの本を読んでも、
気を紛らわせる程度の効果しかありません。
まずは、病院に行き、治療をして痛みの原因を
完治させることを優先してください。

本書のメソッドが効果的なのは、次のような人たちです。

←

この本のメソッドが有効な方

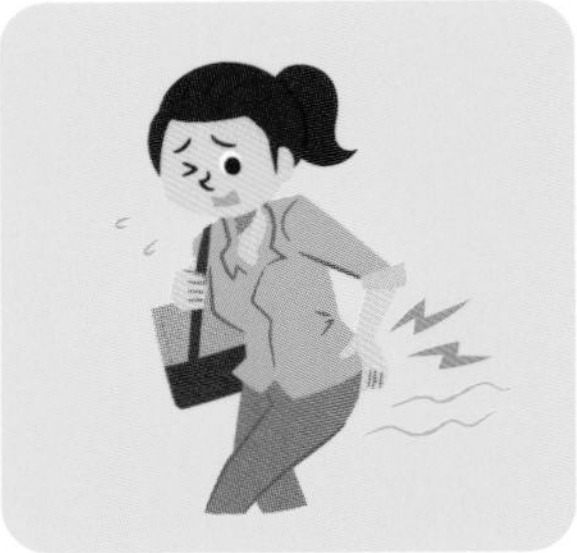

01

原因不明の痛み

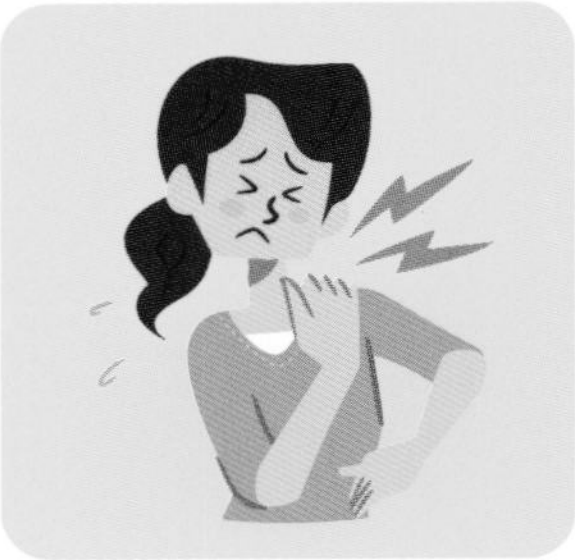

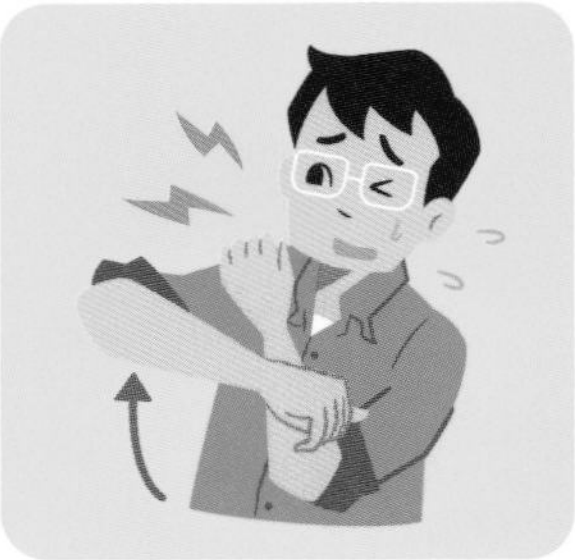

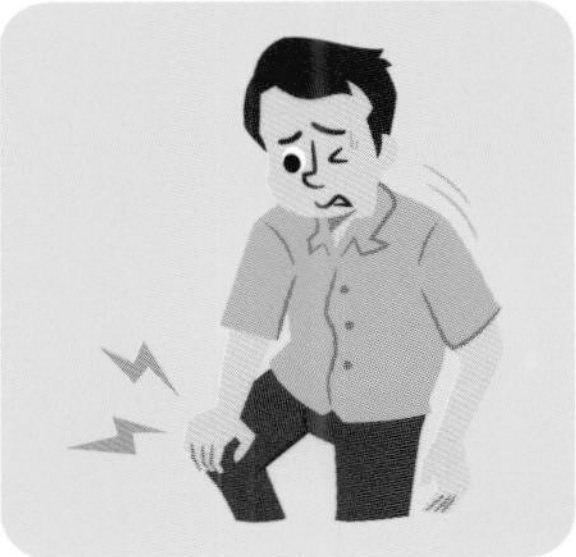

なぜ痛いのかわからない痛み全般
（肩こり、腰痛、首痛、五十肩など）

病院に行っても「異常なし」

02

原因を治したのにとれない痛み

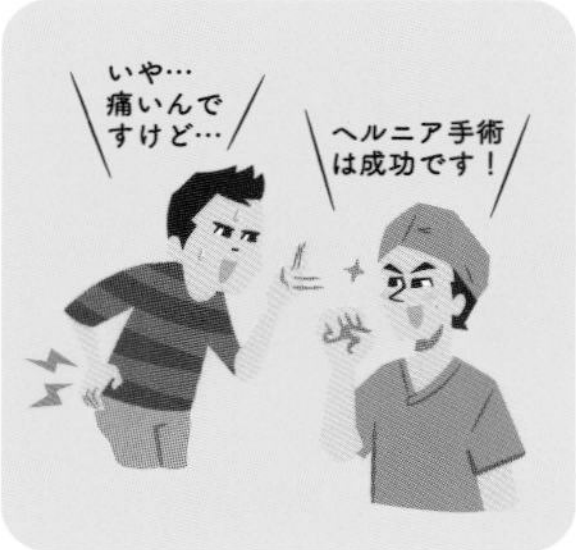
いや…痛いんですけど…
ヘルニア手術は成功です！

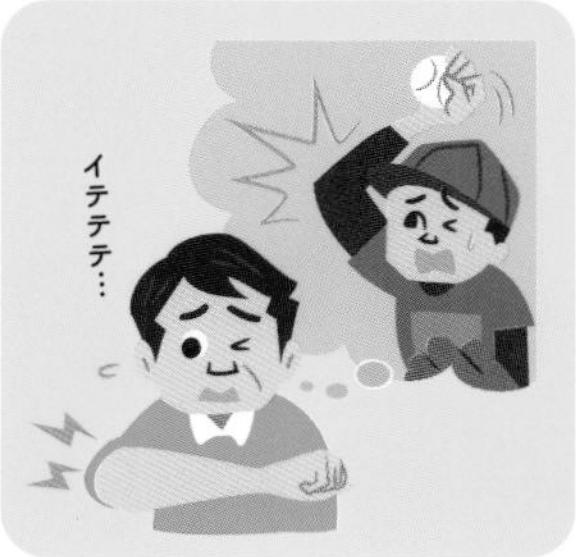
イテテテ…

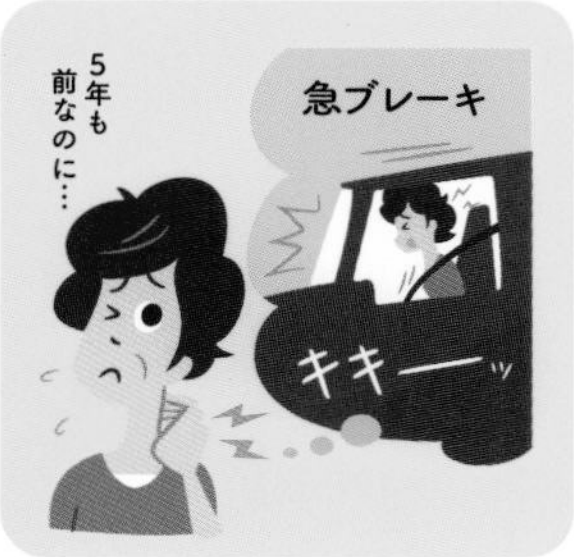
5年も前なのに…
急ブレーキ
キキーーッ

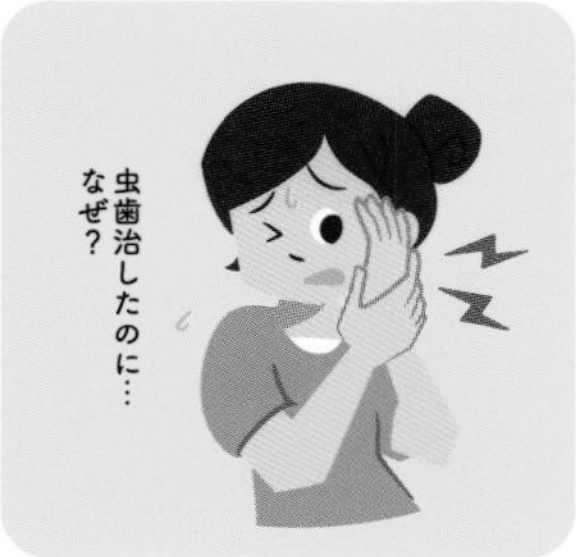
虫歯治したのに…なぜ？

ヘルニア、ぎっくり腰の後の痛み、治療した後の痛み全般、
治療した後の歯痛、過去に痛めた部位の関節痛、ムチウチなど

異常は治っているのに、痛みだけが続く

まずは病院で治療すべき方

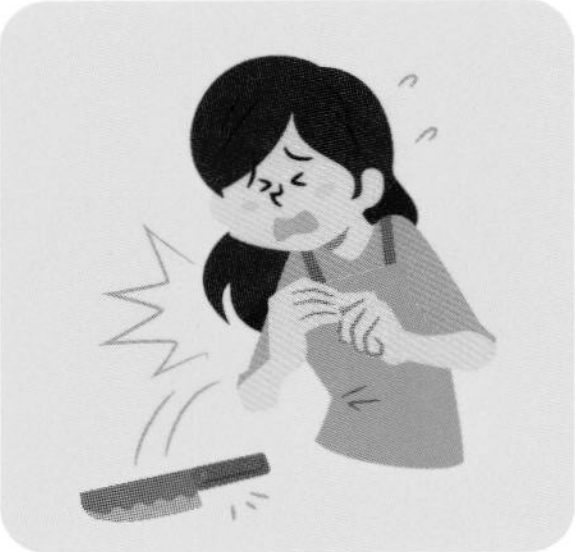

原因が
わかっている痛み

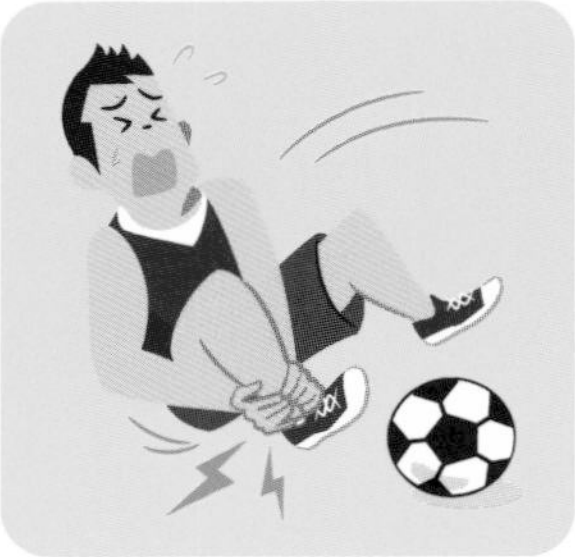

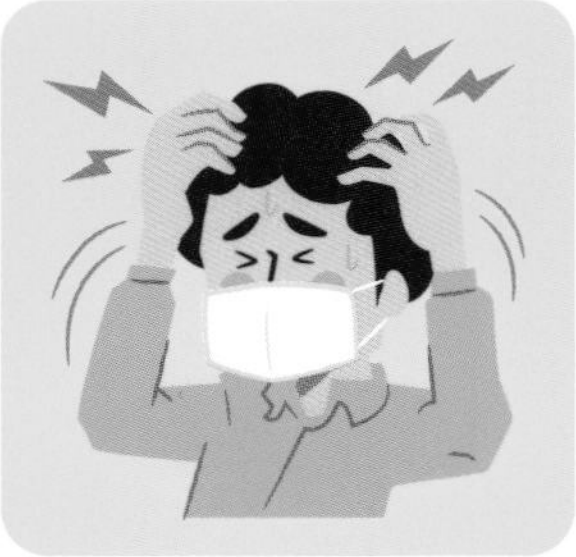

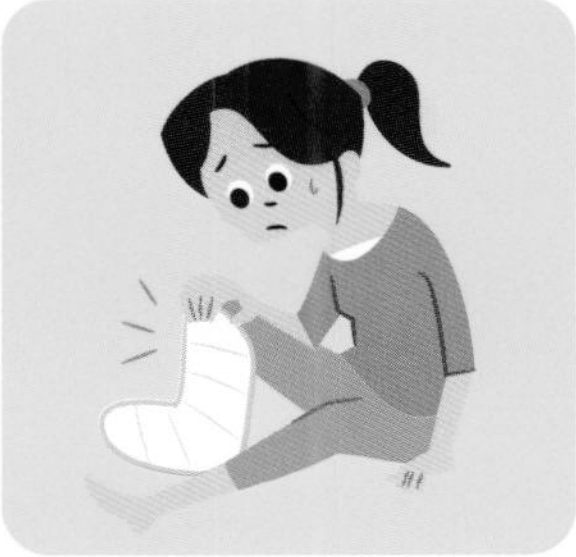

内臓の疾患による痛み、すり傷、切り傷、打撲、
ねんざ、骨折、風邪の頭痛、インフルエンザの関節痛 など

病院で治療を受ければ治る

病院などで治療し、患部が治っても、まだ、痛みが残っている。

その多くが、**脳の勘違い**から起こっている痛みです。

ですから、いくら患部を治そうとしても、

ムダに終わってしまう可能性が高いのです。

原因は脳にあるからです。

私のクリニックにいらっしゃる方の多くも、

どこの病院でも治らなかったのに、治療する箇所を

「脳」に変えるだけで、

慢性痛を克服されています。

POINT!

痛みが改善するすごい写真の見方

STEP 1

今日の気分にあった写真を5枚選ぶ

本書は、5つのテーマに分かれています。まずは、テーマを参考に、パラパラと本書をめくって、今日の気分に合った写真を5枚選びましょう。選ぶのが面倒くさいという方は、最初から見ていってください。

STEP 2

リラックスした姿勢で写真のページを開く

本を両手で持ち、ラクな姿勢で、40〜50センチくらい距離をとって、選んだ中の1枚を開きます。ページを開きすぎて本を傷めないようにご注意ください。

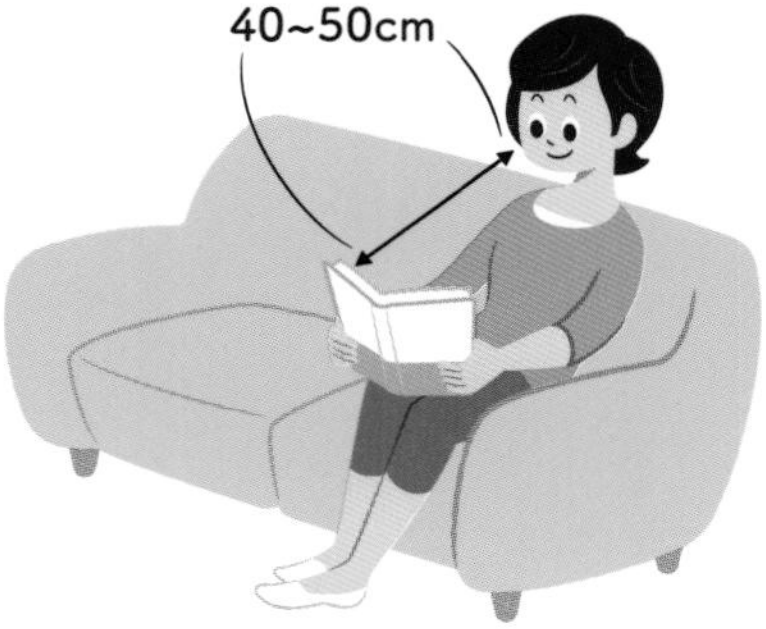

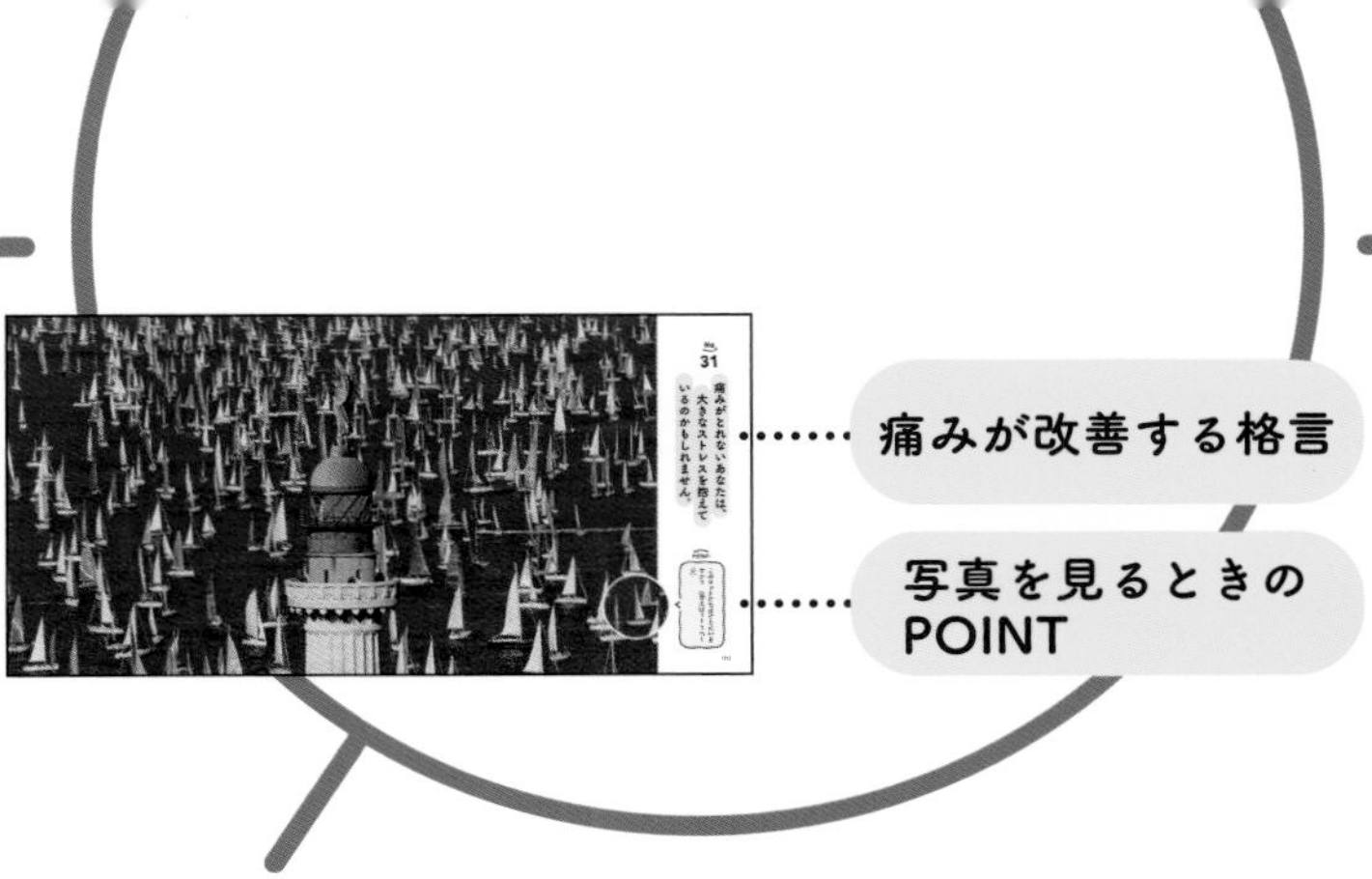

STEP 3

格言を読む

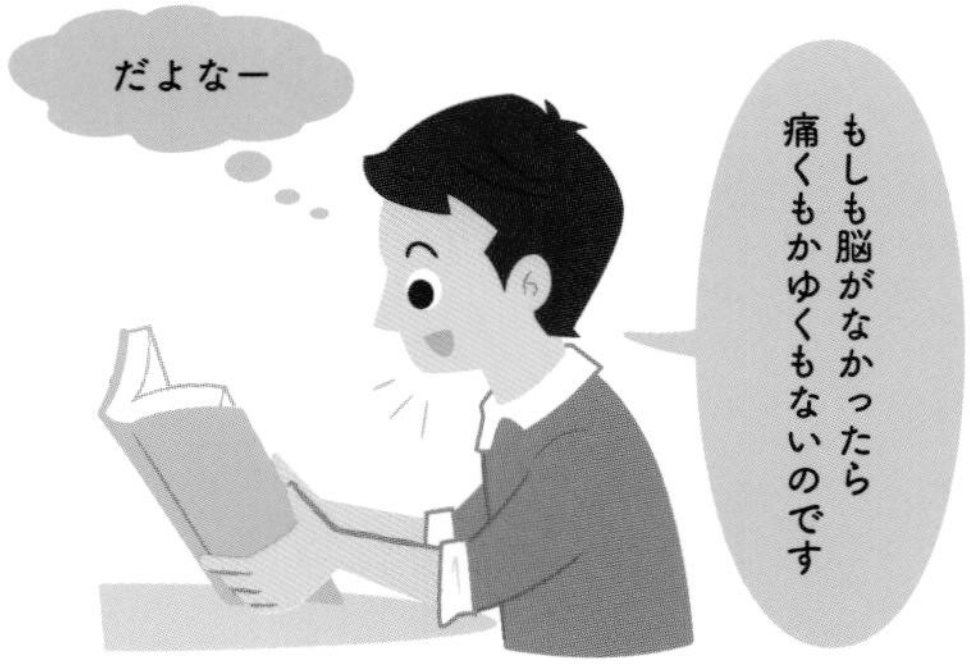
だよなー
もしも脳がなかったら痛くもかゆくもないのです

まずは写真にそえられた「痛みが改善する格言」をじっくりと3回読んでください。ご自宅でしたら声に出して読むことをおすすめします。

STEP 4

写真を見る

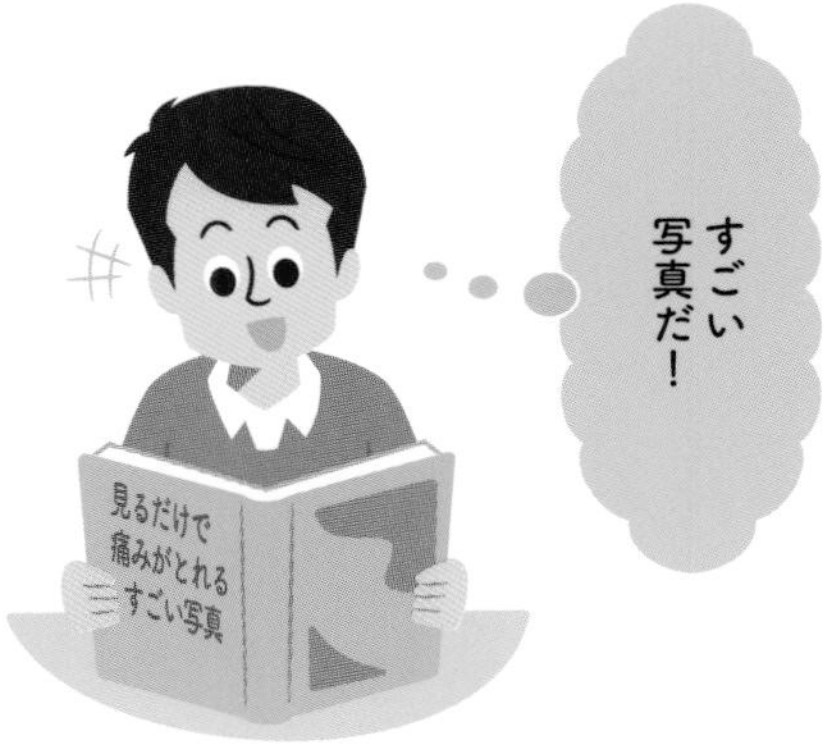
すごい写真だ！
見るだけで痛みがとれるすごい写真

「POINT!」に書いてある指示に従って、写真を30秒ほど見てください。1枚見終わったら、他の選んだ4枚も同じように格言を読んでから見てください。

写真の効果を上げるために知っておきたい5つのポイント

01
同じ写真を何度見ても大丈夫

「飽きた」「楽しくない」と感じなければ同じ写真を何度見てもOKです。

02
好きな写真を選ぼう!

好きな写真ほど、あなたの脳を元気にしてくれます。大切なのは楽しく続けることです。

03
習慣化しよう

見る場所や時間に決まりはありませんが、習慣化させるため、「朝起きたら」「寝る前に」「痛くなったらすぐ」など、生活のリズムの中に組み込みましょう。

04
頑張りすぎは逆効果

疲れなければ1日に何枚見てもOKですが、疲れてストレスをためては逆効果ですし、続きません。気楽な気持ちで取り組んでください。

05
持ち運ぶのがおすすめ

この本は、痛みが出たときに備えて、いつも持ち運ぶことをおすすめします。痛みに対する「お守り」としてもご活用ください。

体験者の声

私たち「すごい写真」で痛みが改善しました!

※効果には個人差があります

六本木HATクリニック(東京都港区)の協力を得て、5名の方に、写真を見る前と見た後で、ストレス検査(「抗酸化力」「ストレス指数」「肉体疲労度」)を実施しました。「痛み」は元来、データとして現れない主観的感覚であり、このデータが「痛みがなくなる」ことに直結するものではありませんが、ストレスと痛みは関係するものですし、その値が減少していることと、みなさんの「効果の実感」は、大きな成果といえます。

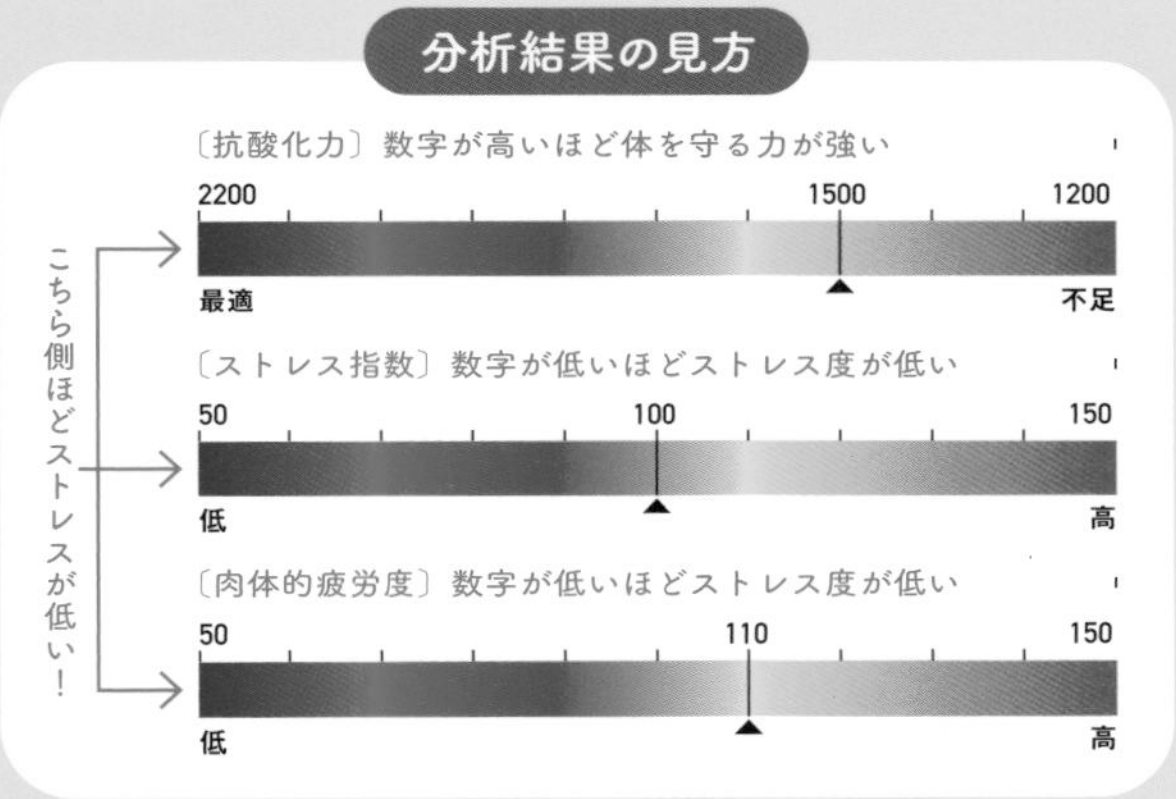

実例 1

写真のゲームに集中してたら、痛みのことを忘れてました!

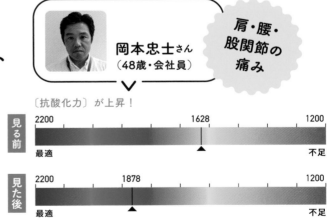

岡本忠士さん
(48歳・会社員)

肩・腰・股関節の痛み

半年ほど前に転んで肩を強打したときの痛みがまだあり、腰回りや股関節にも不定期に痛みが出ます。写真を見ているときは痛みが気にならず、リラックスできたので、気持ちもラクになりました。

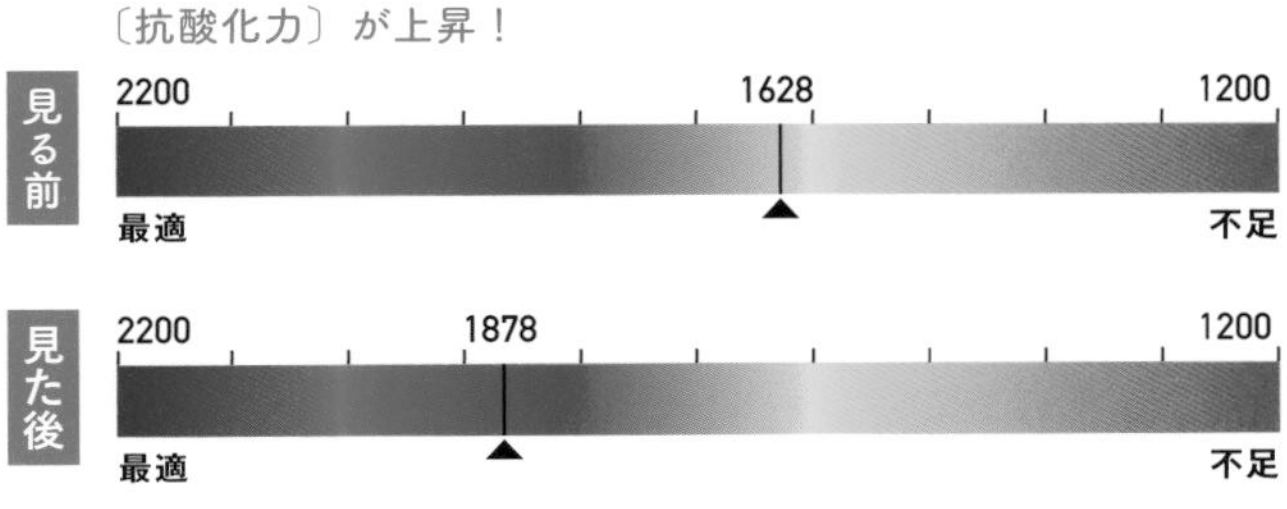

実例 2

だんだんリラックスでき、緊張感もほぐれていきました

年齢的なこともあってか、左ひざとお尻に痛みがあります。とくに台所に立っているときは痛みのほかにだるさも感じます。こういう“実験”に参加するのは初めてのことなので緊張しました。

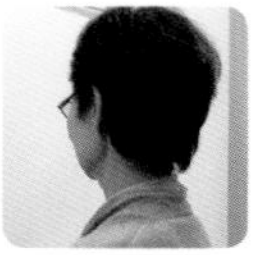

藤崎紀子さん
（70歳・主婦）

左ひざとお尻の痛み

〔抗酸化力〕が上昇！

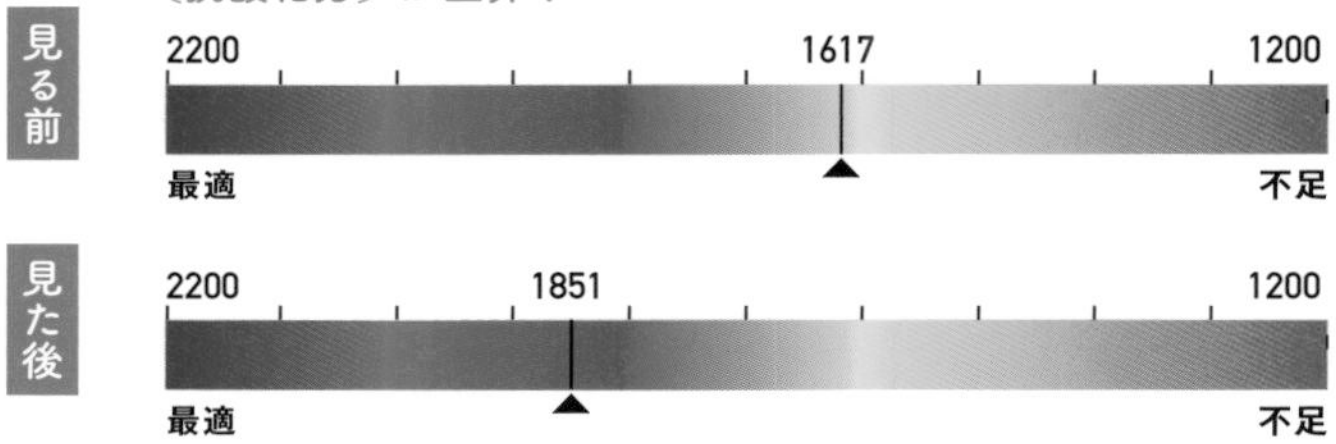

実例 3

動物の写真に癒されているときは、痛みを感じませんね

40代の後半になって、疲れてくると片頭痛が出るようになりました。脳ドッグを受けても「異常なし」なので、精神的な影響があるのかもしれません。２年前ほど前まで犬を飼っていたペット好きです。

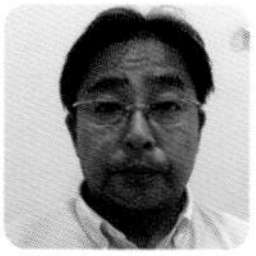

片桐達弥さん
（58歳・会社員）

片頭痛

〔ストレス指数〕が減少！

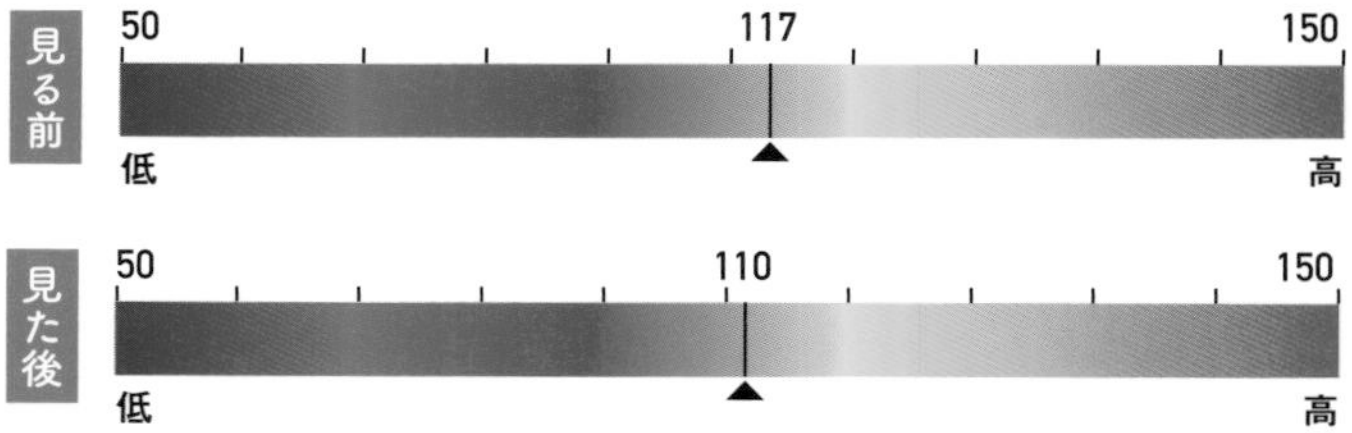

実例 4

不思議なのですが、今、痛みが弱くなっているんです

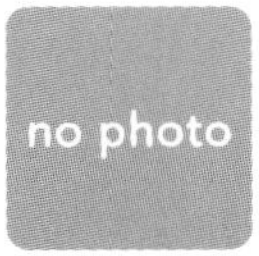

E・Sさん
（38歳・女性　会社員）

腰痛

〔肉体的疲労度〕が減少！

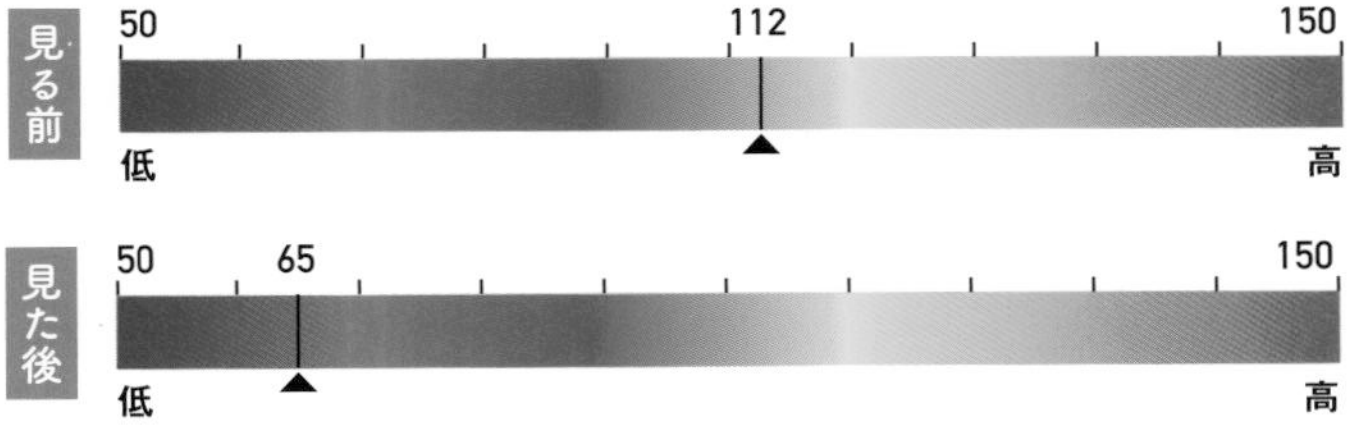

半年くらい前に腰をひねったようで、それ以来、痛みがあります。腰の張りというよりも、体の奥のほうが痛い感じです。いちばんつらいのは、痛みがあるときは寝返りを打てないことです。

実例 5

リスの写真が大好き。継続して写真を見たいと思います！

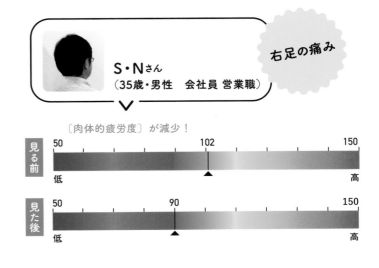

S・Nさん
（35歳・男性　会社員 営業職）

右足の痛み

〔肉体的疲労度〕が減少！

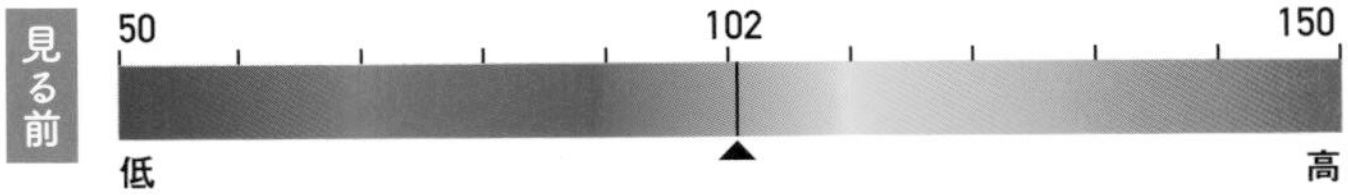

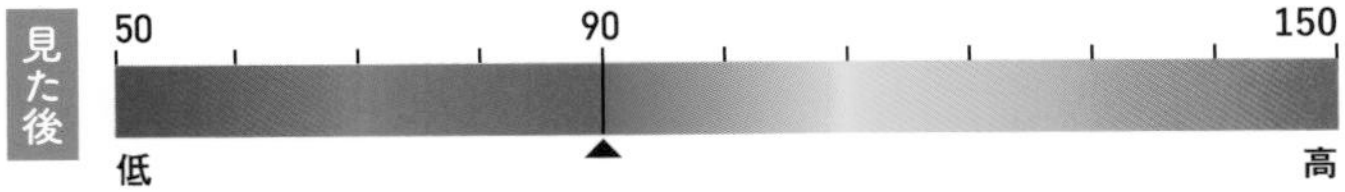

体重がオーバー気味のせいか、右足の先が痛風的にズキズキ痛みます。とくに朝起きたときは激しく、痛みは何日も続きます。写真を見ているうちにリラックスでき、体がラクになったような気がします。

これから始まる写真を毎日眺め
日々痛みに耐えている脳を
いたわってあげてください。
そして、

痛みを解消し
いきいきとした毎日を
過ごしてください。

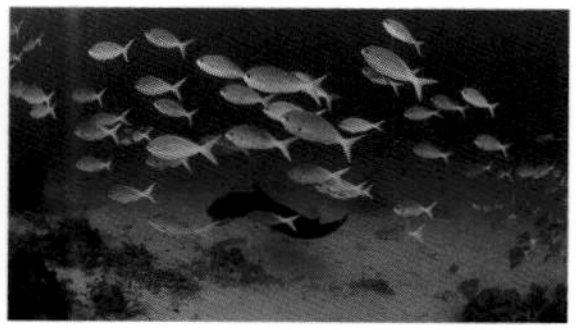
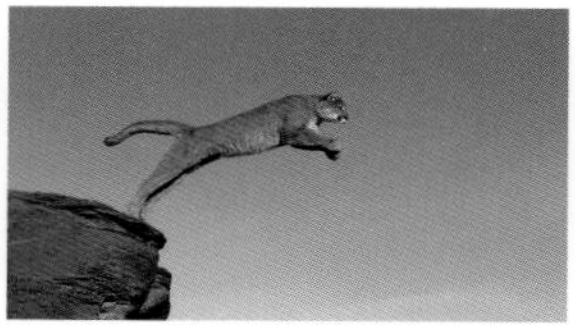
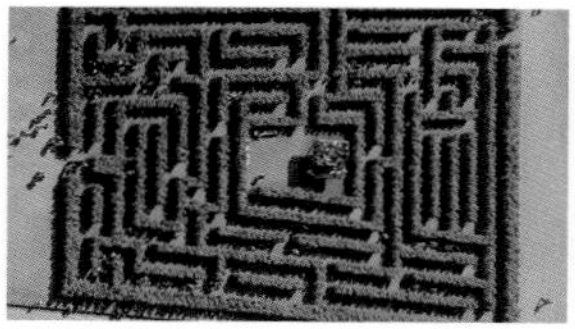
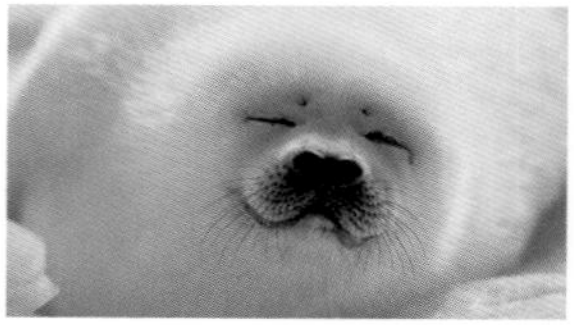

CONTENTS

※効果には個人差があります

PART 1

リラックスできて痛みが改善するすごい写真

扁桃体の「痛みの勘違いの大きな原因」である、不安やストレスをやわらげるセロトニンは、抜けるような青空、海、自然豊かな風景を眺めると出るといわれています。写真に没頭して脳をリラックスさせましょう。

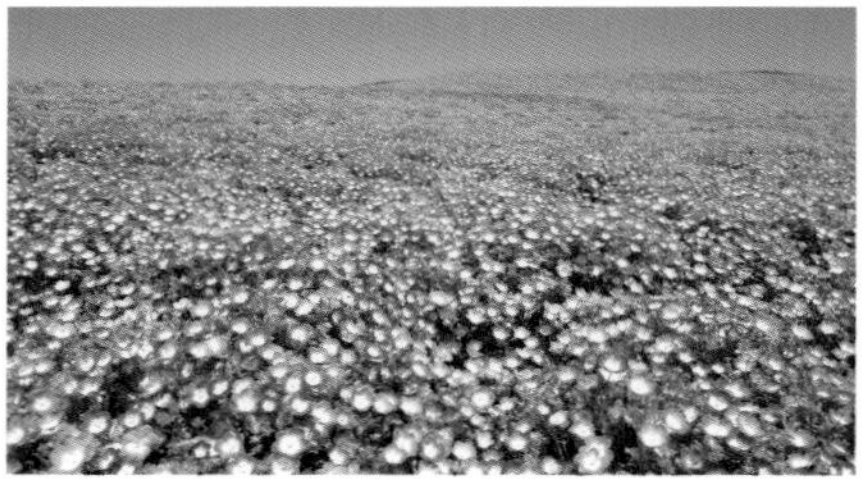

No. 1 **爽快なブルー**

遠くまで続く一面の青い花畑。広がりを感じる壮大な写真は、疲れた脳を癒してくれることでしょう。

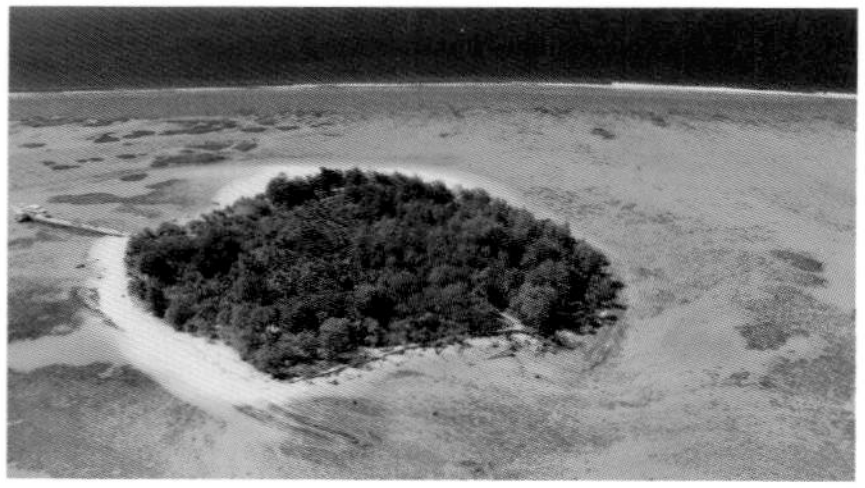

No. 2 **サマーバケーション**

楽しかった夏の思い出が想起されるのではないでしょうか？楽しい思い出を思い返すことも痛みには効果的です。

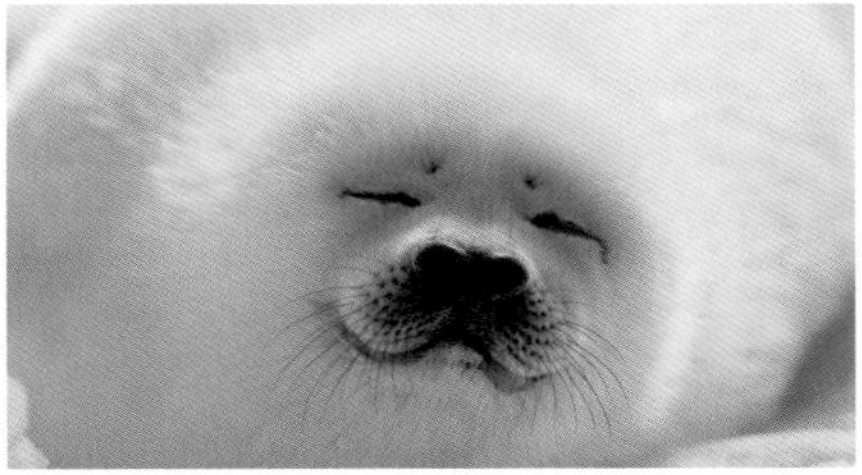

No.
3
こちらもウトウト

思わず笑みがこぼれるような、最高の癒し顔です。頭をからっぽにして、ぼーっと写真を見てみてください。

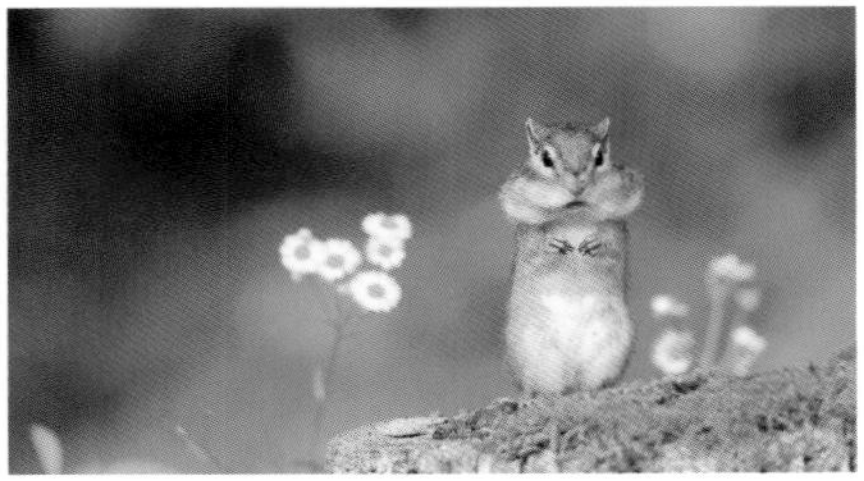

No.
4
あなたはだーれ？

純真無垢な小動物たちを見ていると、痛みのことを忘れませんか？　何を見ているか想像するのも楽しいですね。

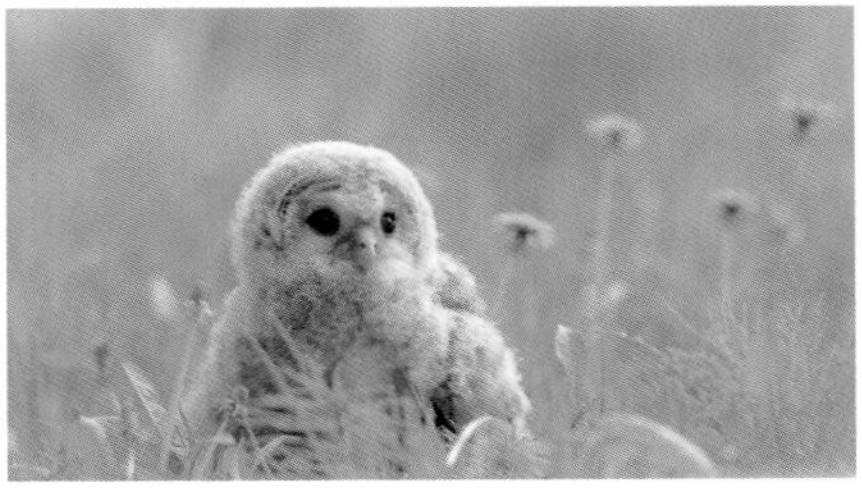

No.
5
もふもふしたい♪

柔らかな動物をなでるとストレスが軽減するというのは、ちゃんとした研究で実証されています。

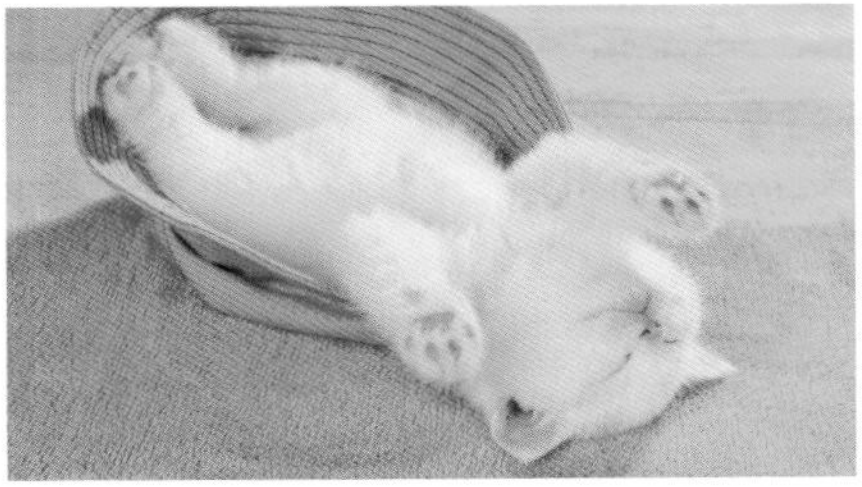

No.
6
体を伸ばすにゃ〜

フランスでは、猫がノドを鳴らすゴロゴロという音を、治療やリラクゼーションに取り入れているそうです。

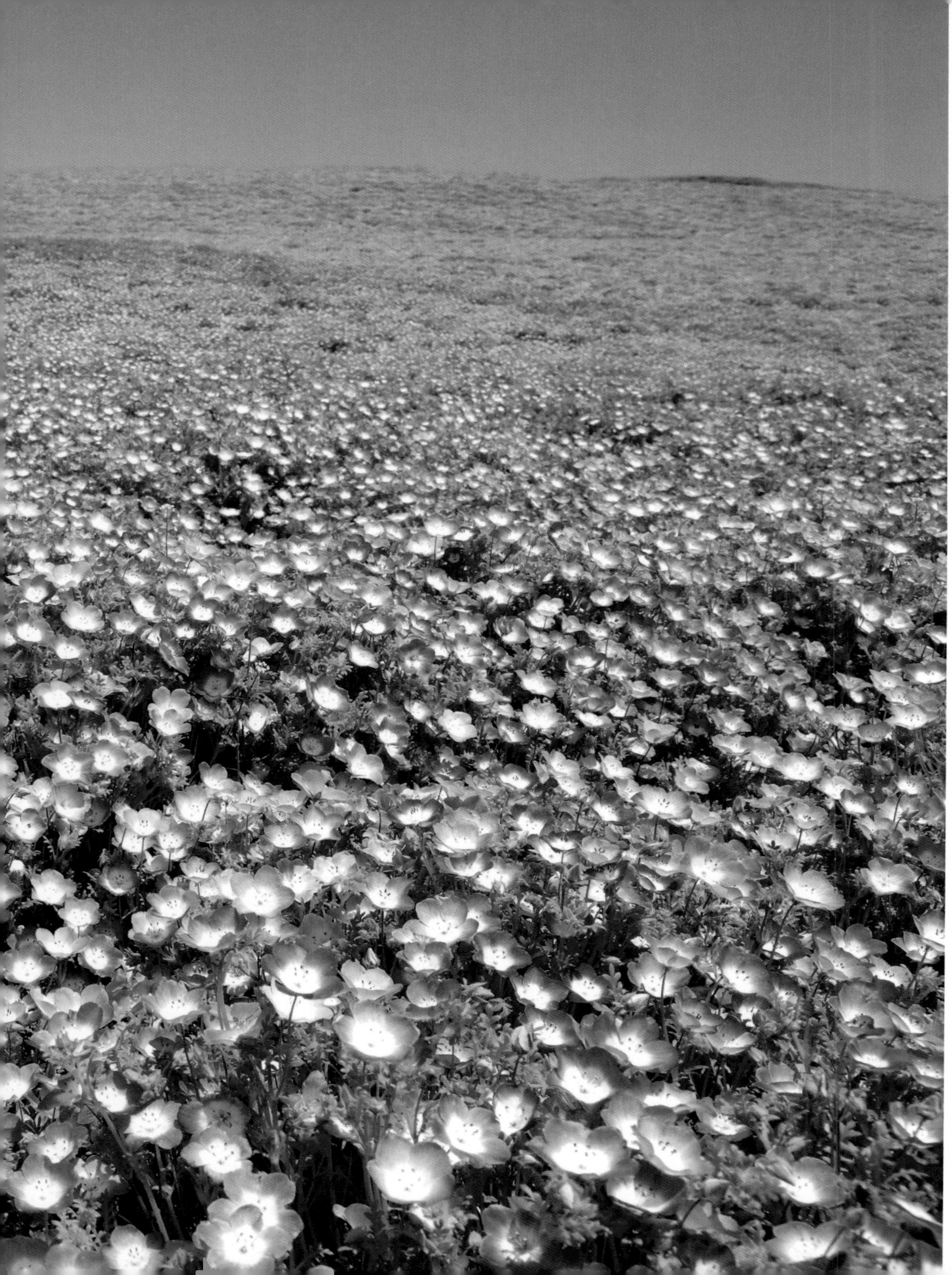

No.
1

ストレスは脳への負荷であり、痛みへの恐れを強くしてしまいます。

POINT!

優しく穏やかな気持ちになっている自分をイメージしながら、写真を見ましょう。

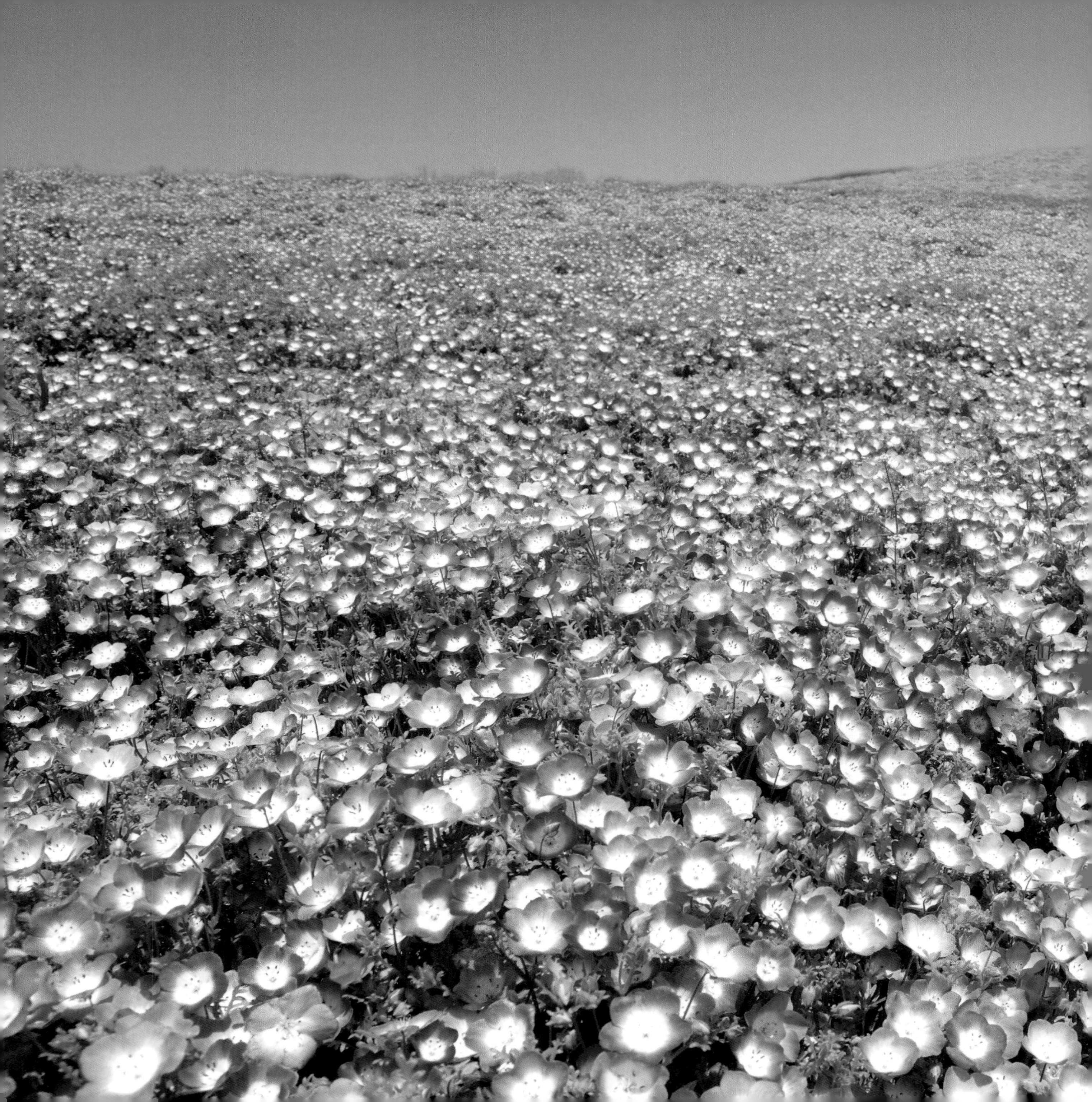

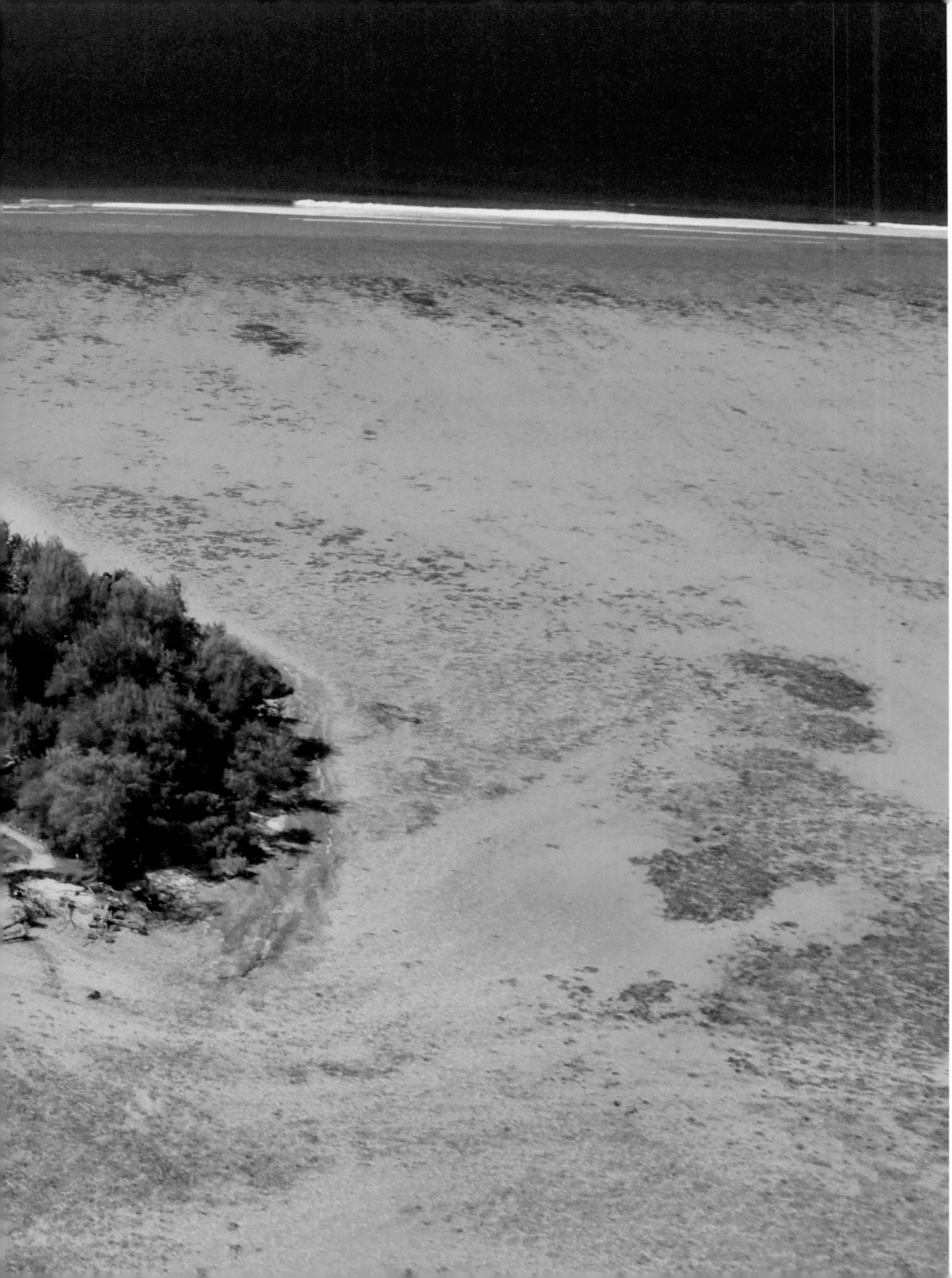

No.
2

痛みは、ストレスの代弁者。
あなたが今抱えている
一番のストレスは何ですか？

POINT!

こんな絶景の島で何をしますか？　バカンスに行ったつもりで写真を見ましょう。

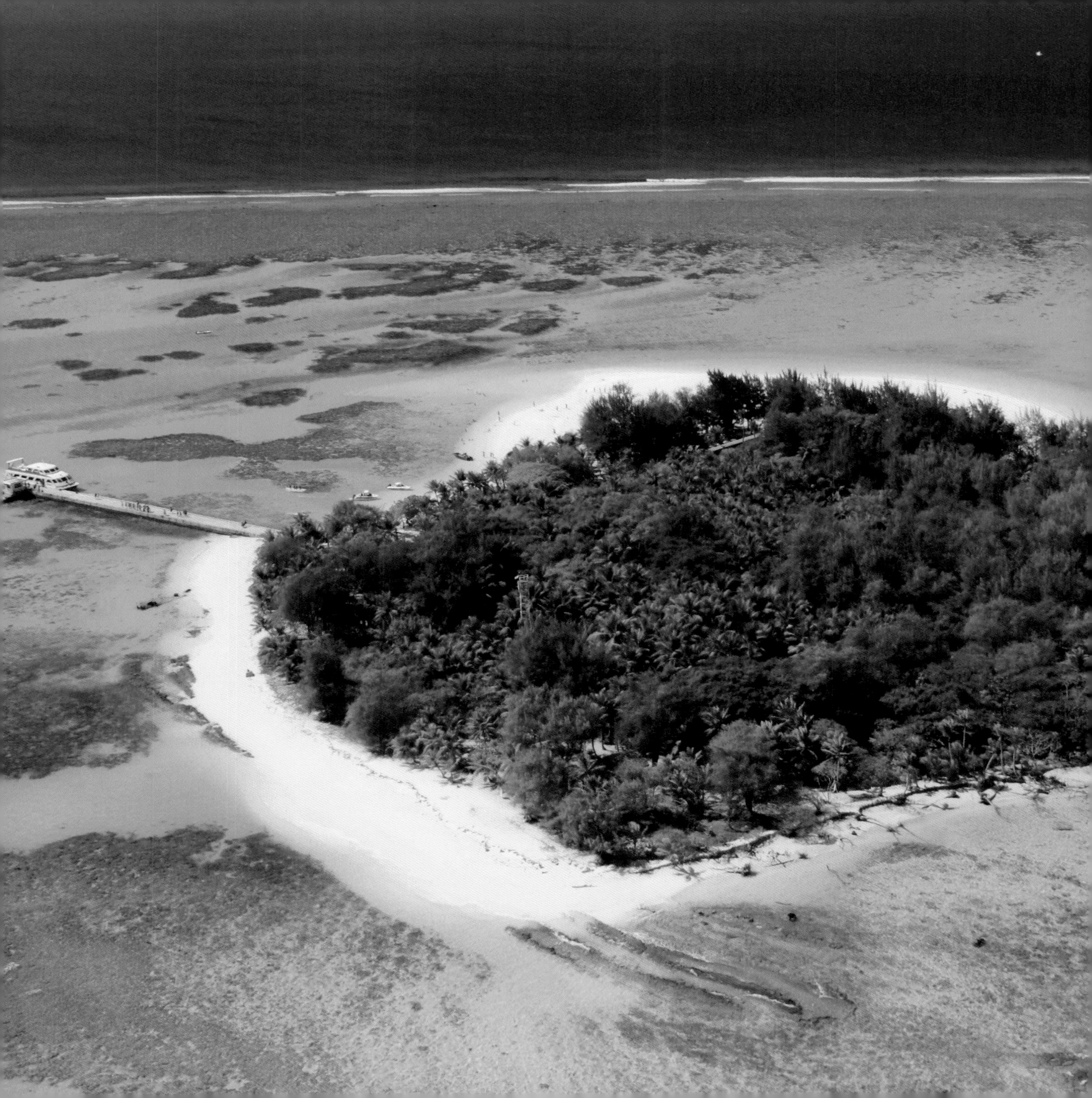

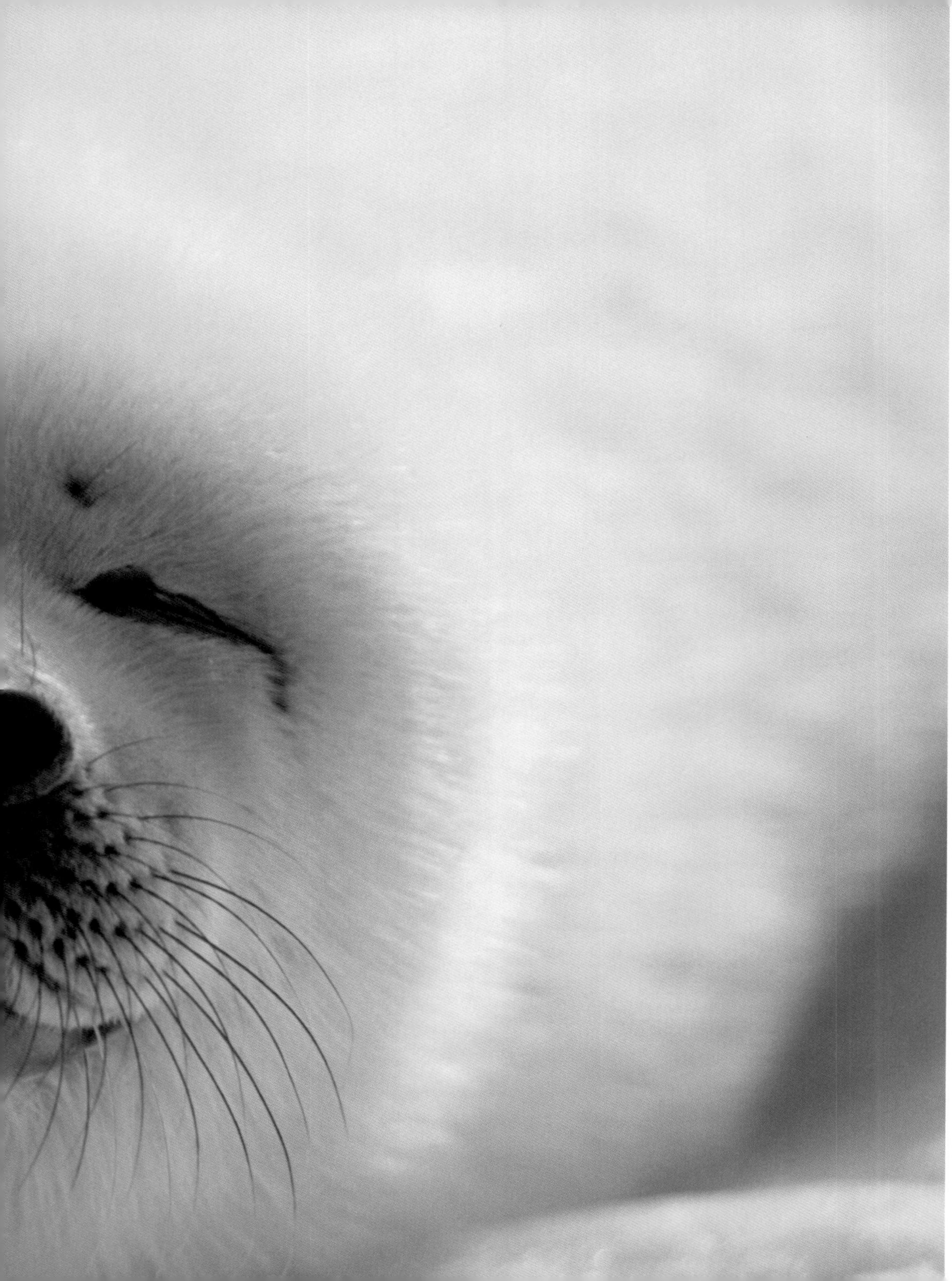

No.
3

「大丈夫だよ」と脳に優しく
声をかけてあげましょう。
それだけで、脳は安心します。

POINT!

何も考えずに、愛くるしい顔をぼーっと写真を見ましょう。

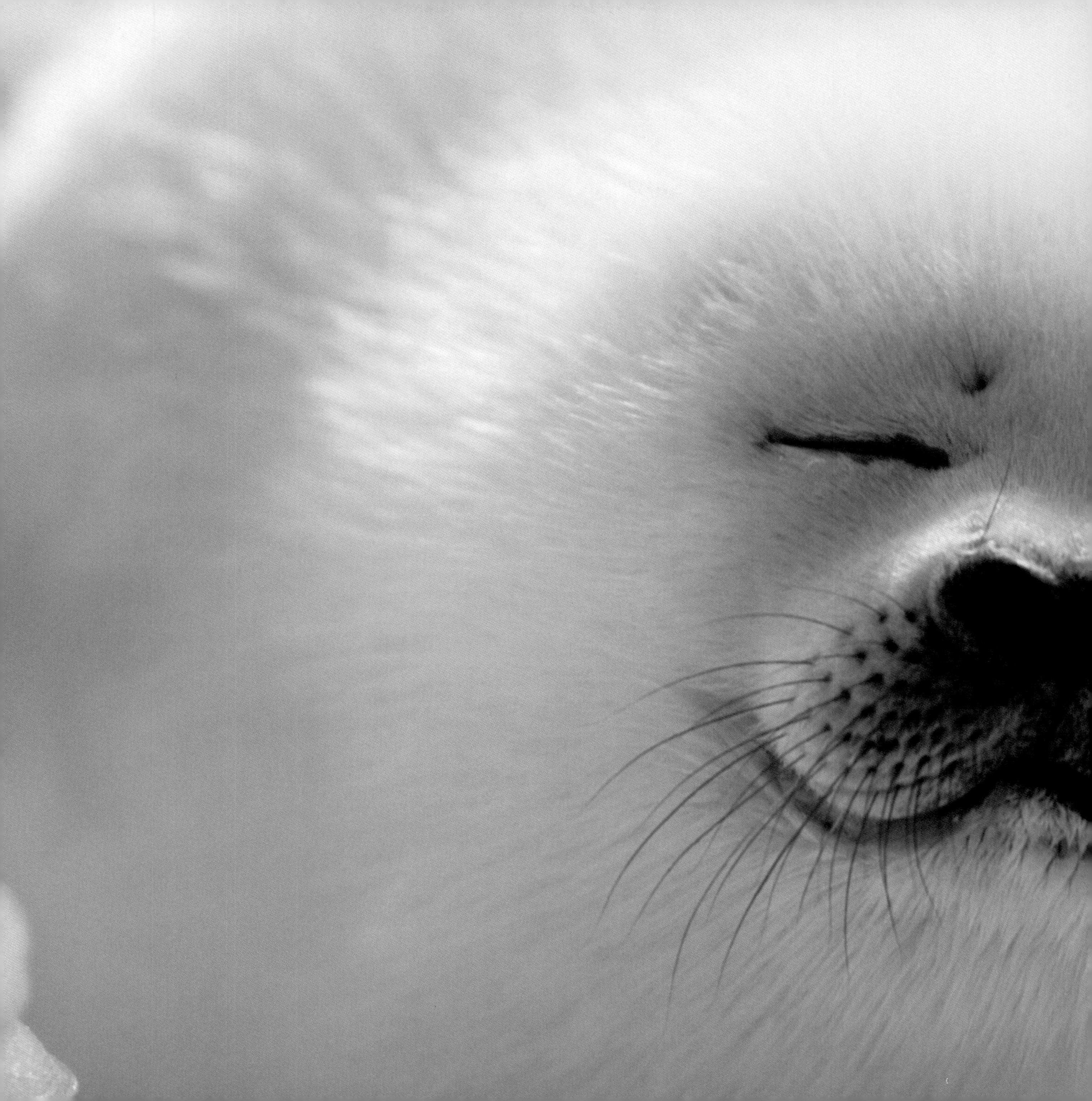

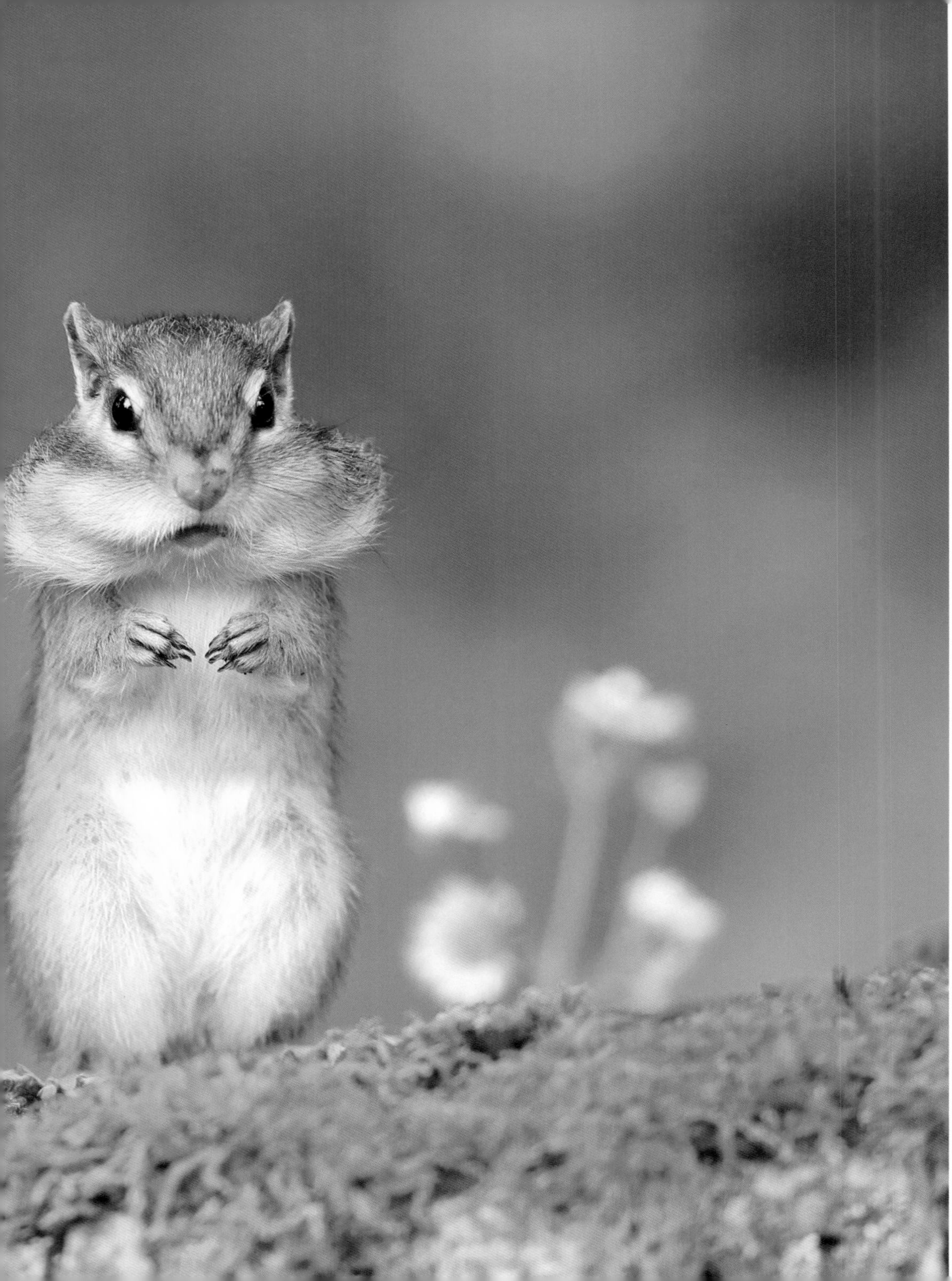

No.
4

脳をリラックスさせましょう。脳はストレスや不安に弱いのだから。

POINT!

かわいいその姿をぼーっと見つめましょう。

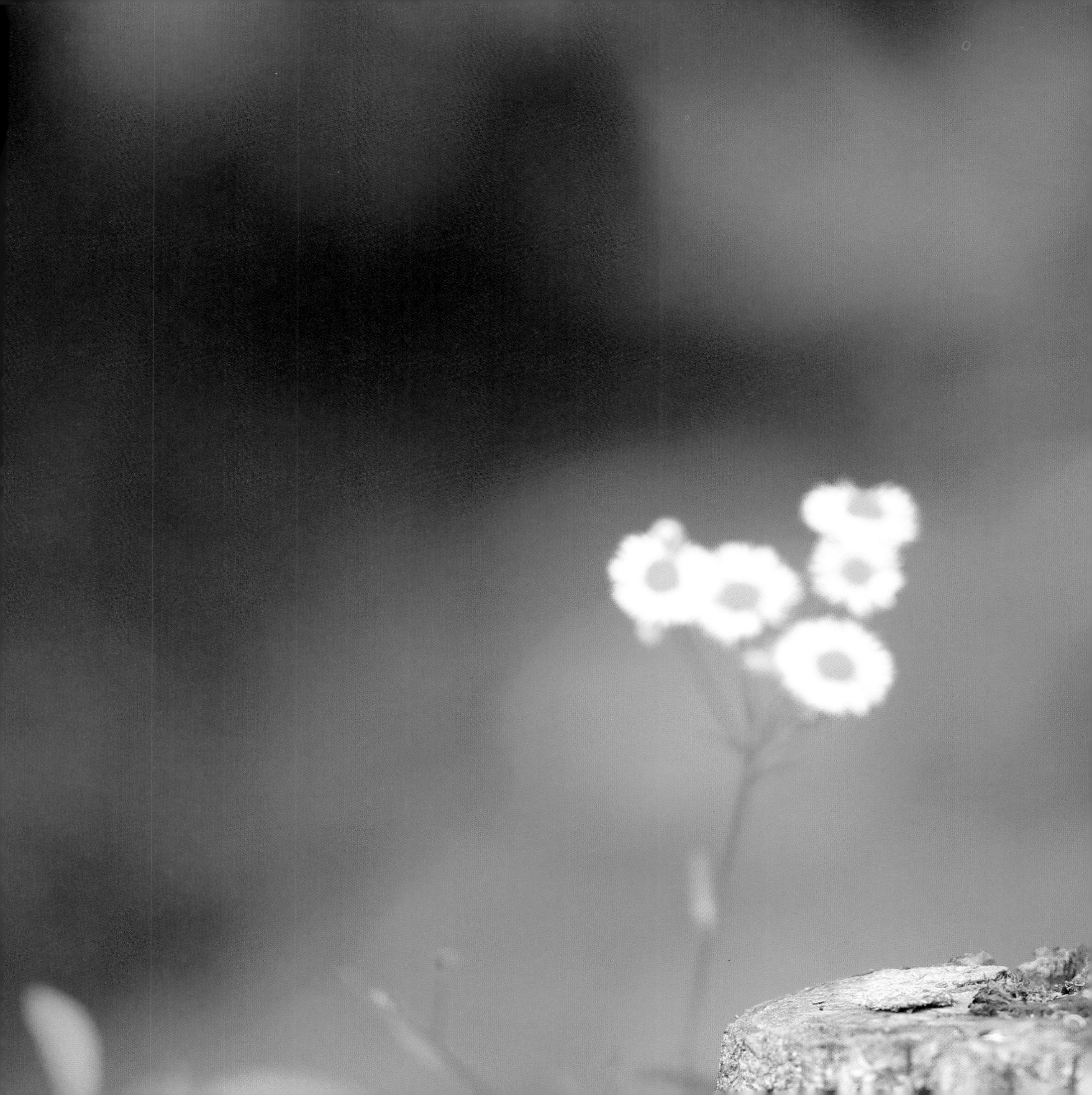

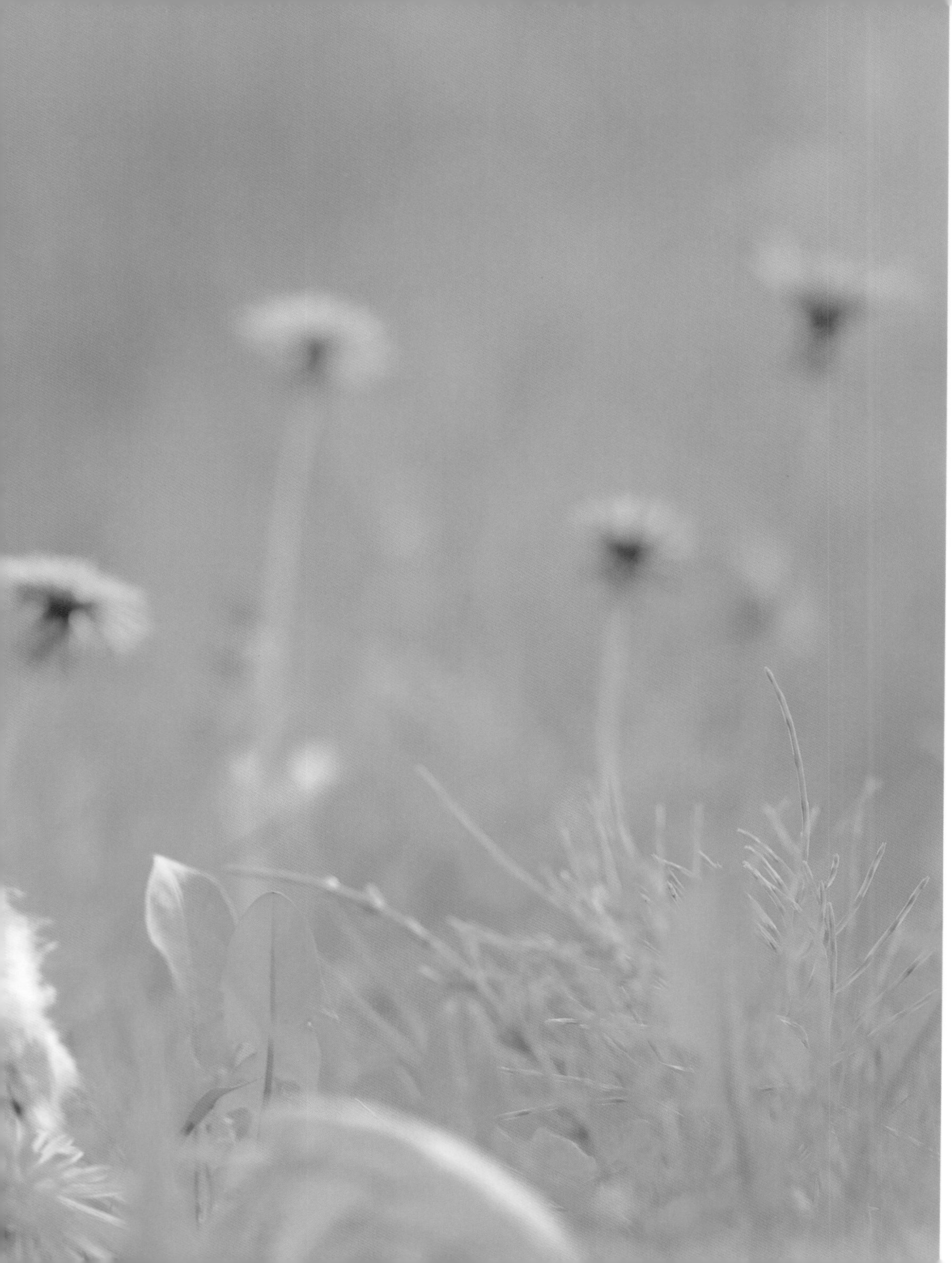

No.
5

カラオケ、映画鑑賞、あなた自身が「楽しい」と感じることをしましょう。

POINT!

ふわふわしている触感を思い浮かべながら、写真を見てみましょう。

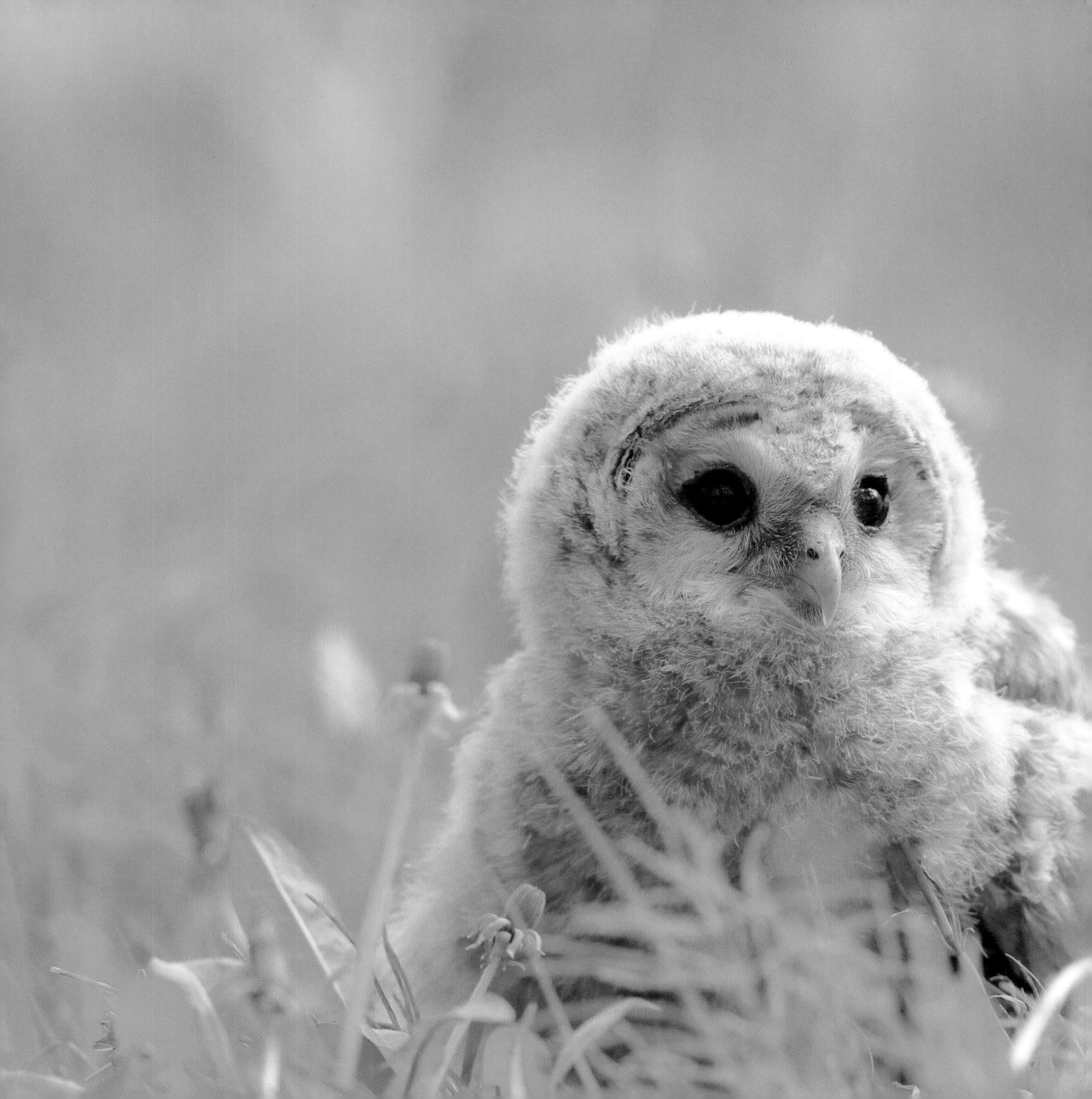

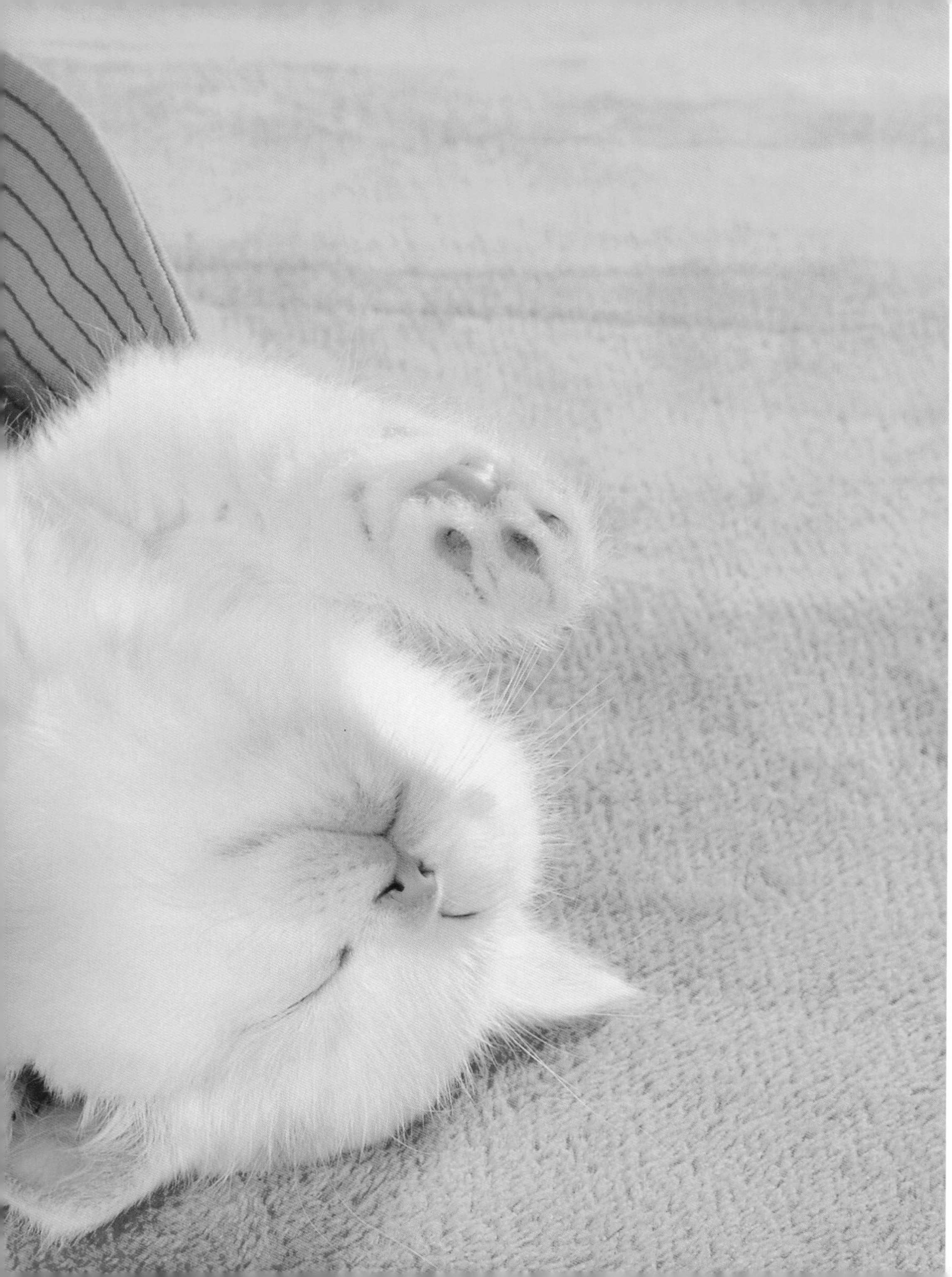

No.
6

「カラダ」から脳を治してあげよう。「ココロ」から脳を治してあげよう。

POINT!

写真を見たあと、ネコと同じようにあなたも、ぐっと体を伸ばしてみましょう。

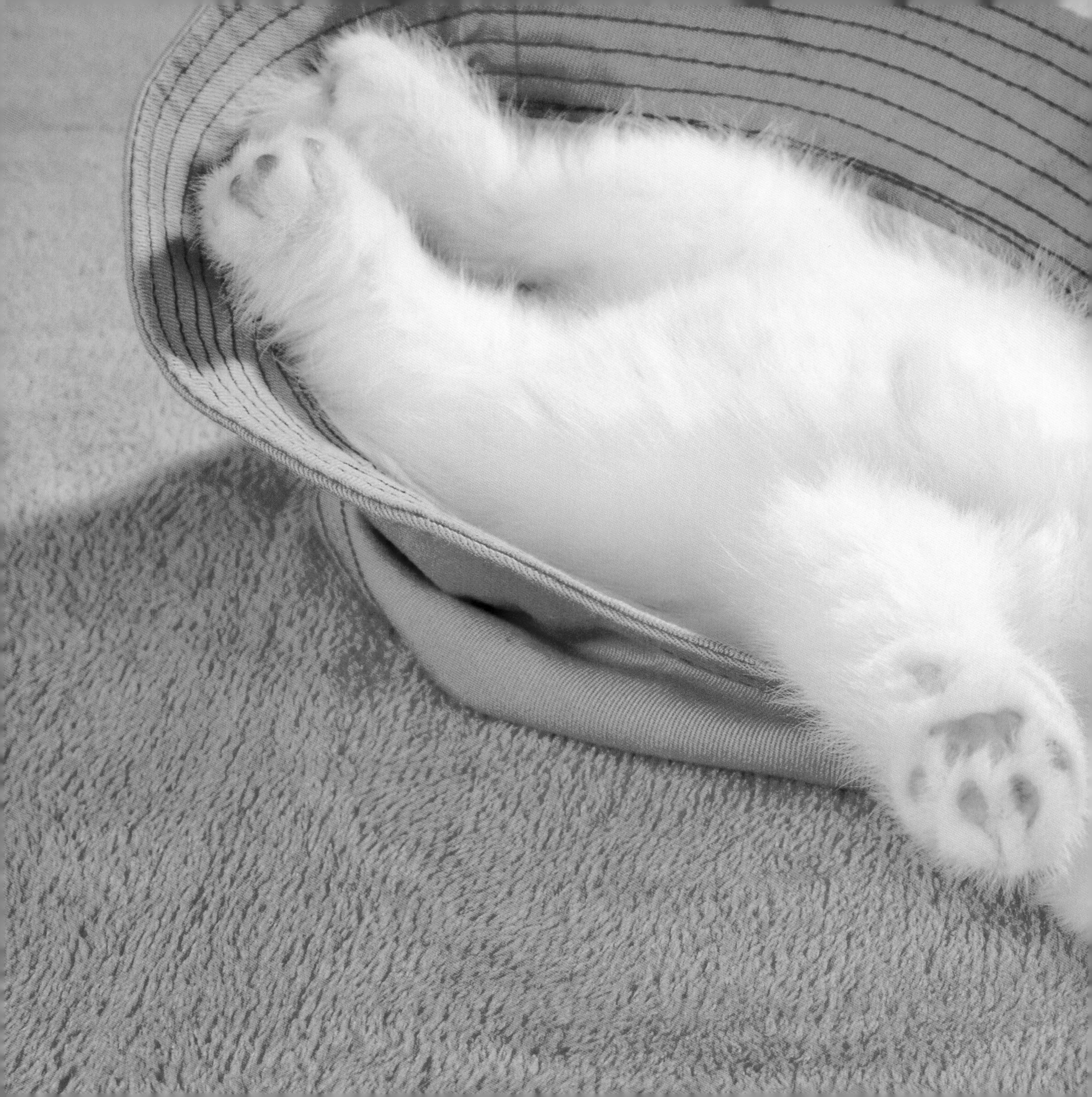

PART 2

心が温まり 痛みが改善する すごい写真

なつかしさを感じる田舎の風景は、パソコンなどの機械に囲まれた現代人に安心感をもたらしてくれます。心が落ち着くと、脳からはセロトニンが分泌され、痛みをやわらげてくれるでしょう。

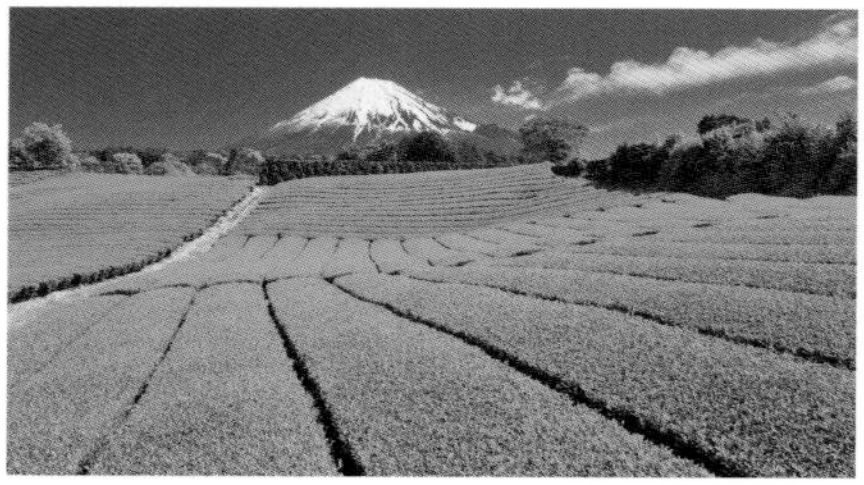

No. 7 爽快な富士の景色

茶畑からは、緑茶の香りが漂ってきそうです。抜けるような青空のキャンバスをバックにそびえる富士山。心が躍ります。

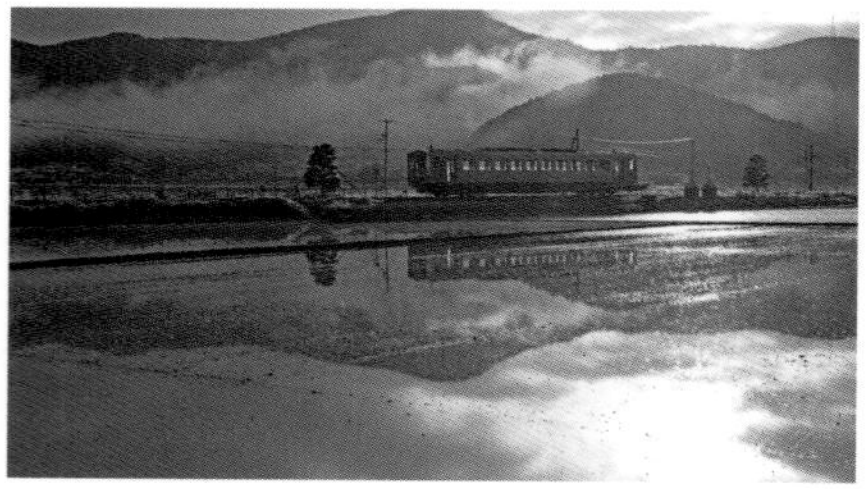

No. 8 1人のんびり旅気分

水田地帯をゆく1両編成の列車。「ガタンゴトン」という、ゆったりとした音を想像しながら、旅行気分を味わいましょう。

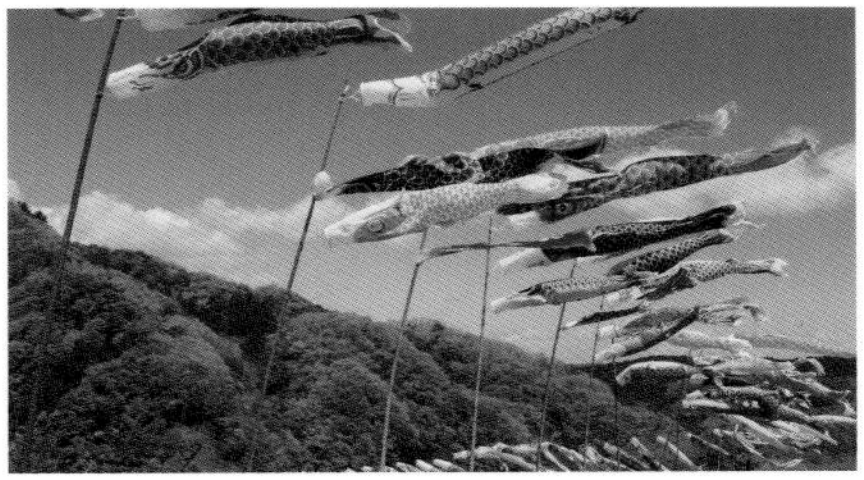

No. 9 空を泳ぐこいのぼり

子どもの成長を願うこいのぼり。子どものころの楽しかった思い出を振りかえることは、脳にもよい刺激を与えます。

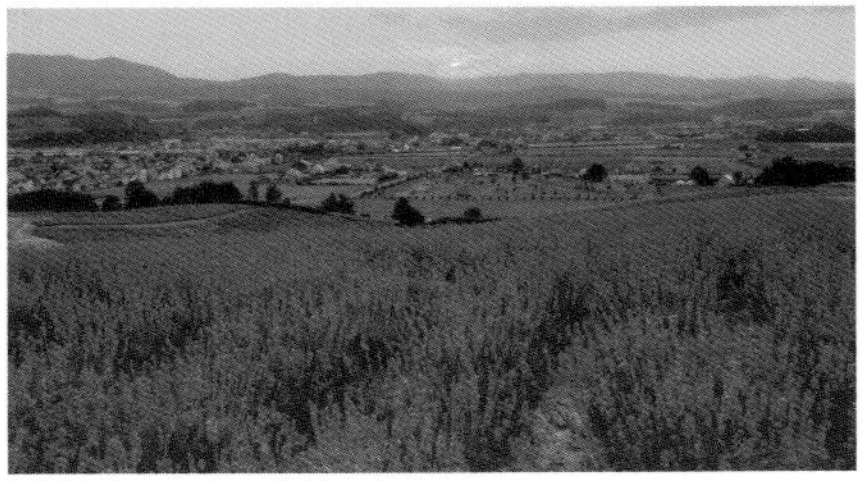

No. 10 夕日に染まる花畑

下校中の友人との会話、日が暮れるまで遊んだ記憶、夕暮れ時の楽しかった思い出を頭に浮かべてみましょう。

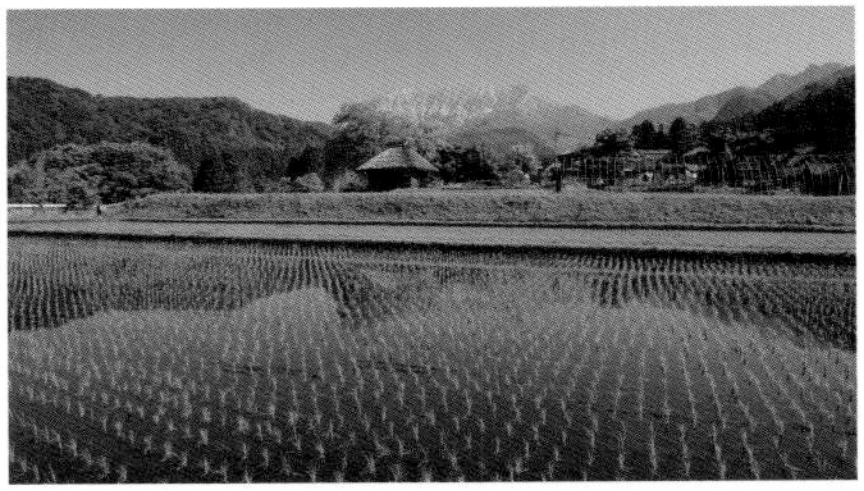

No. 11 これぞ田園風景

日本の昔話に出てきそうな風景です。新緑の季節の爽やかな風などを想像しながら見るとよいでしょう。

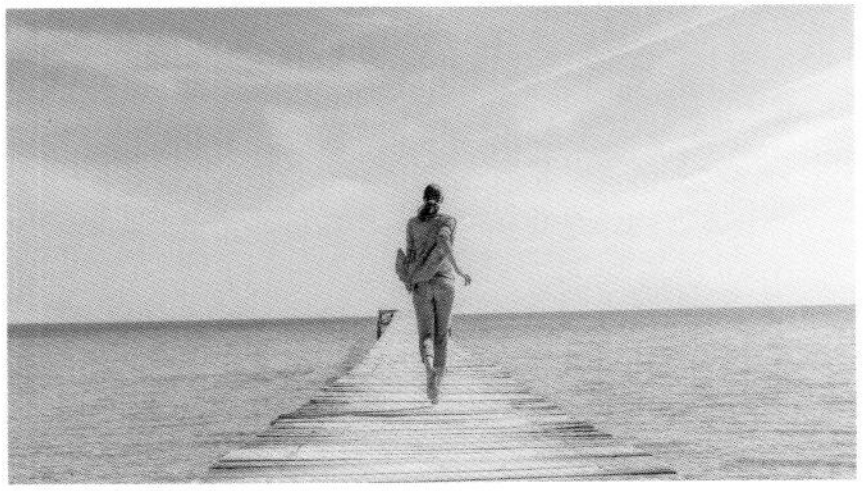

No. 12 痛みのない世界

空に向かって駆け上っていくようにも見えます。落ち着くとともに、楽しい未来が待っているような気にさせてくれます。

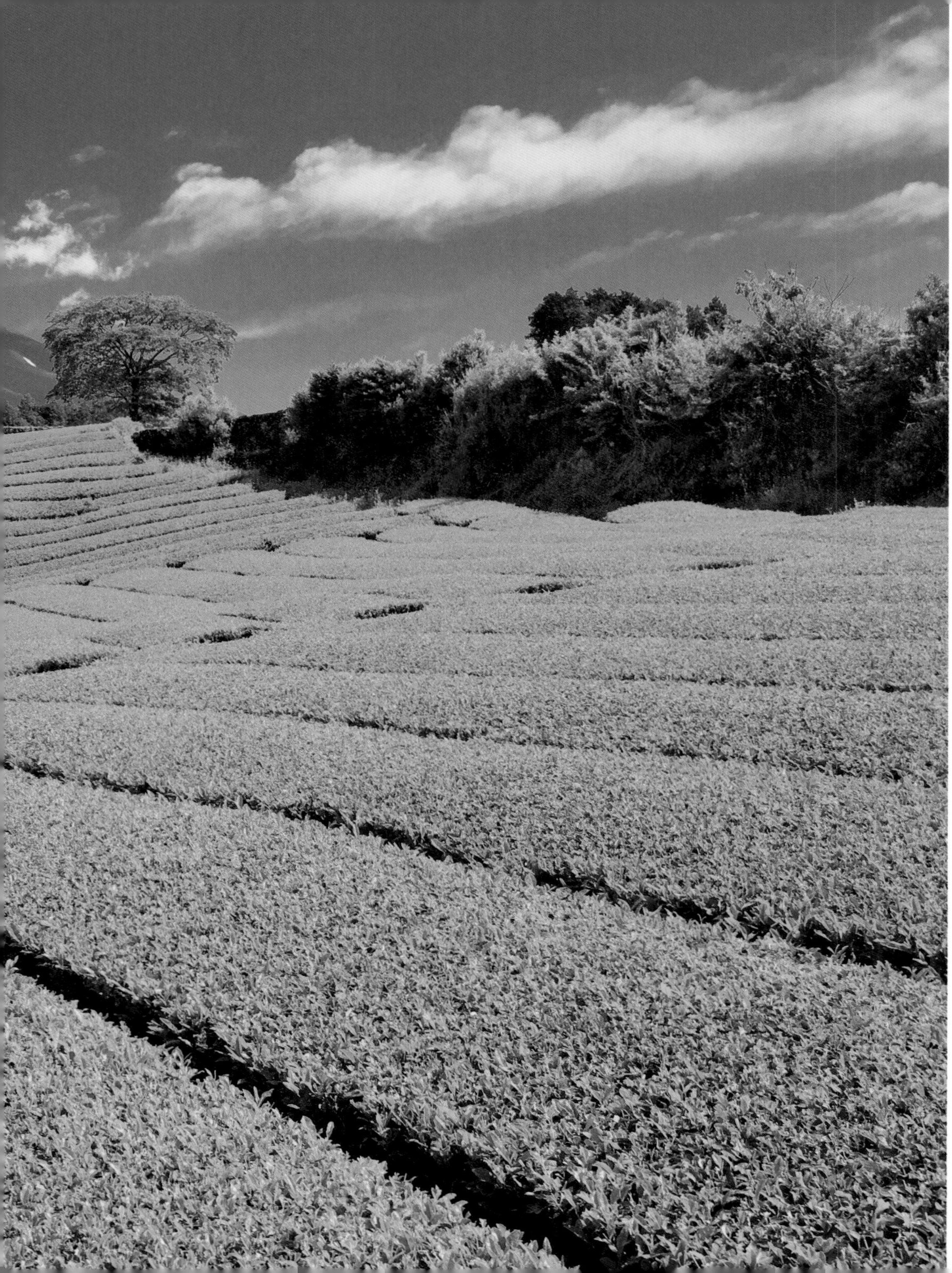

No.
7

写真を眺めていると、痛みのことを一瞬忘れてはいませんでしたか？

POINT!

手前の茶畑から富士山までゆっくりと目を移したあと、全体をぼーっと見ましょう。

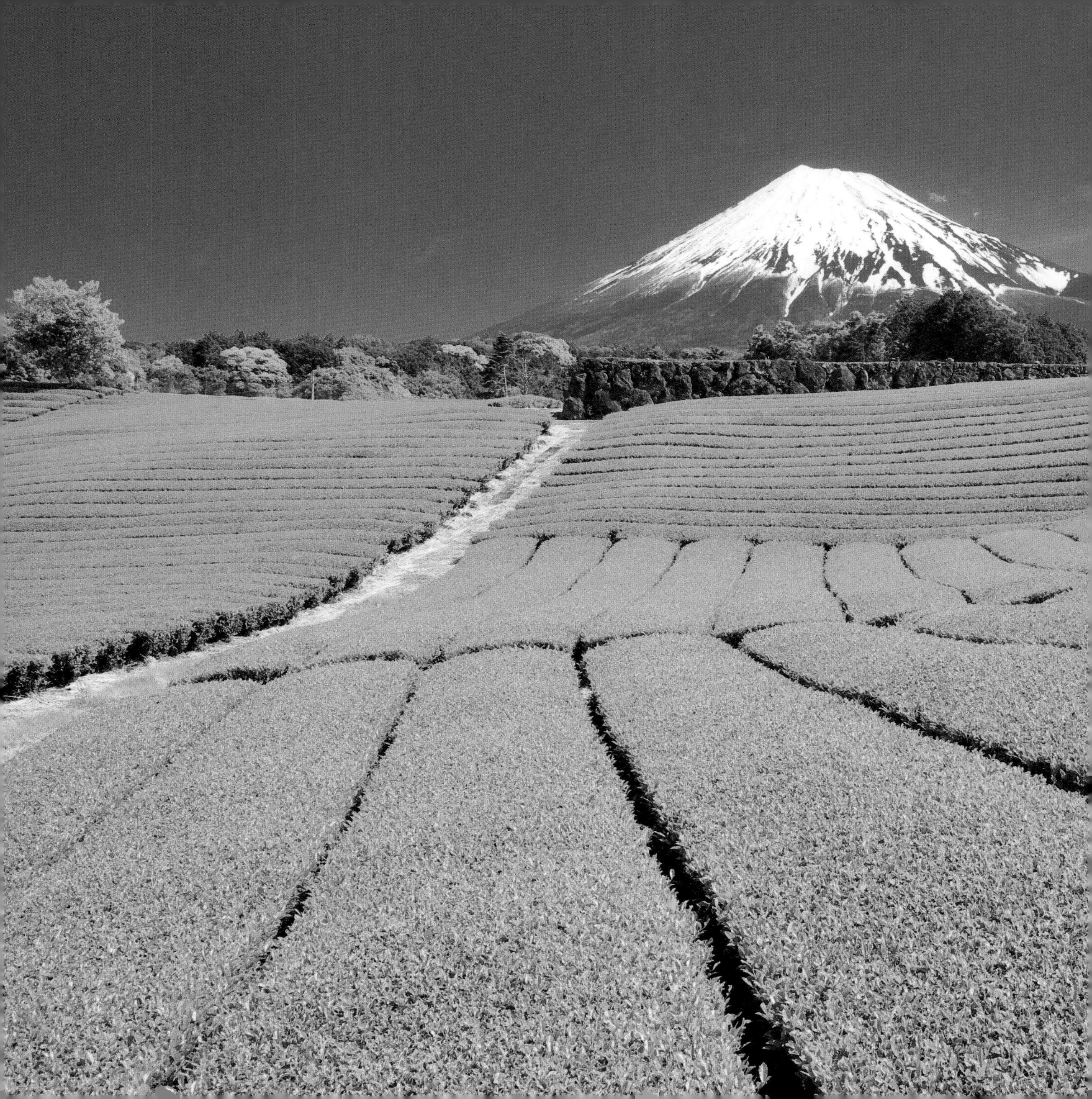

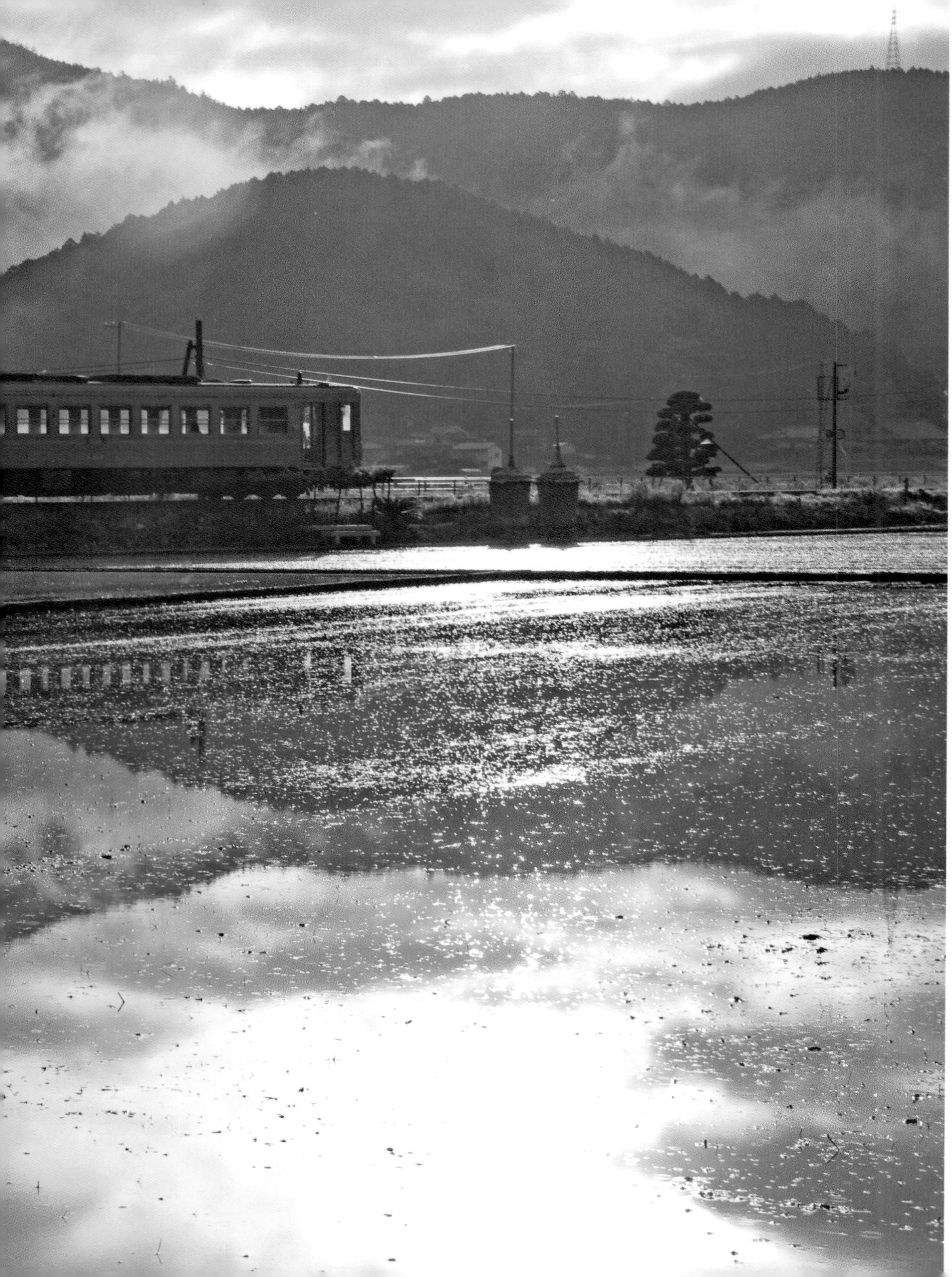

No.
8
楽しいとき、痛みを感じないのは、痛みを恐れなくなっているから。

POINT!

爽やかな風、澄み渡った空気、列車の音などを想像しながらぼーっと見ましょう。

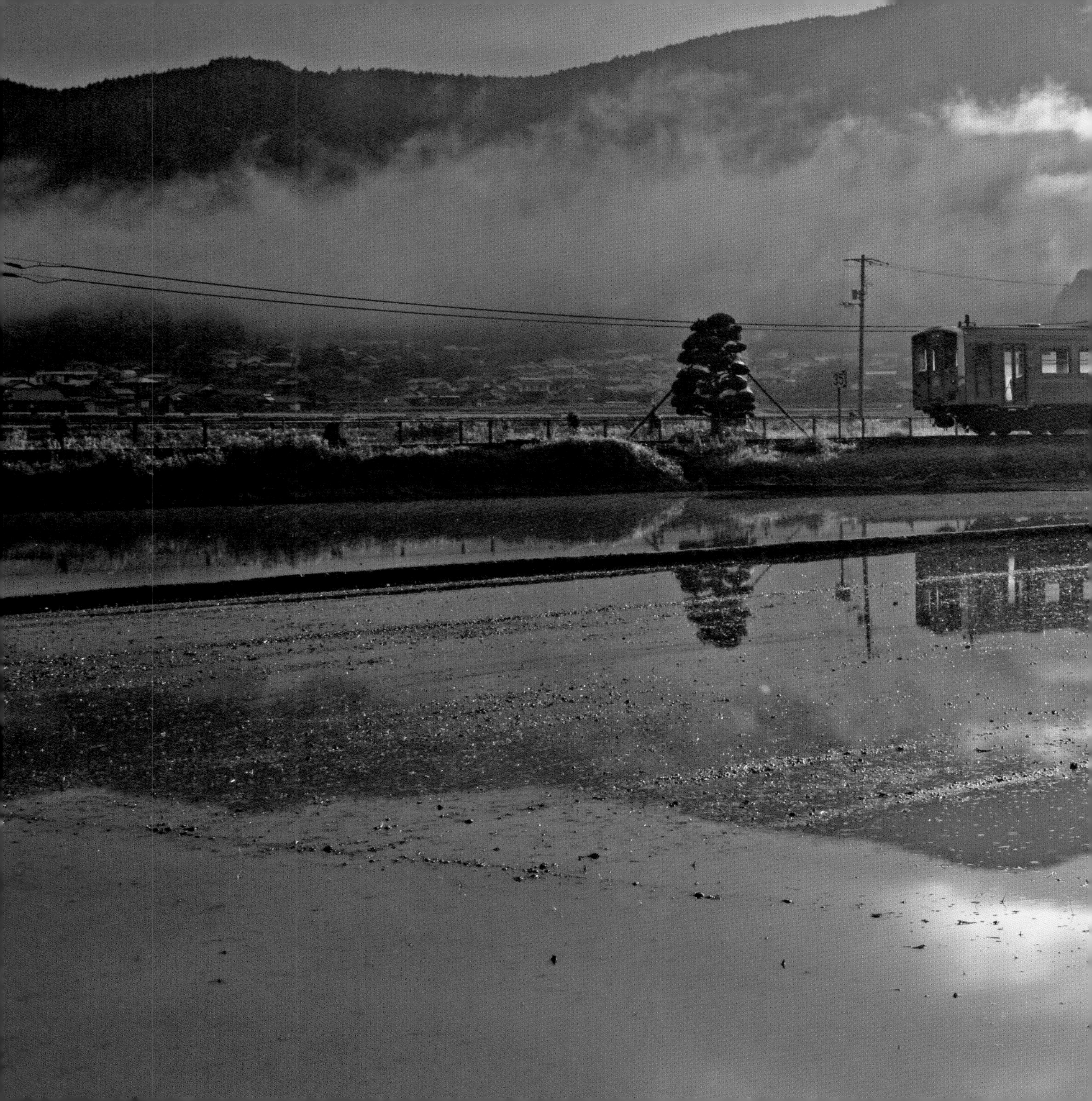
35

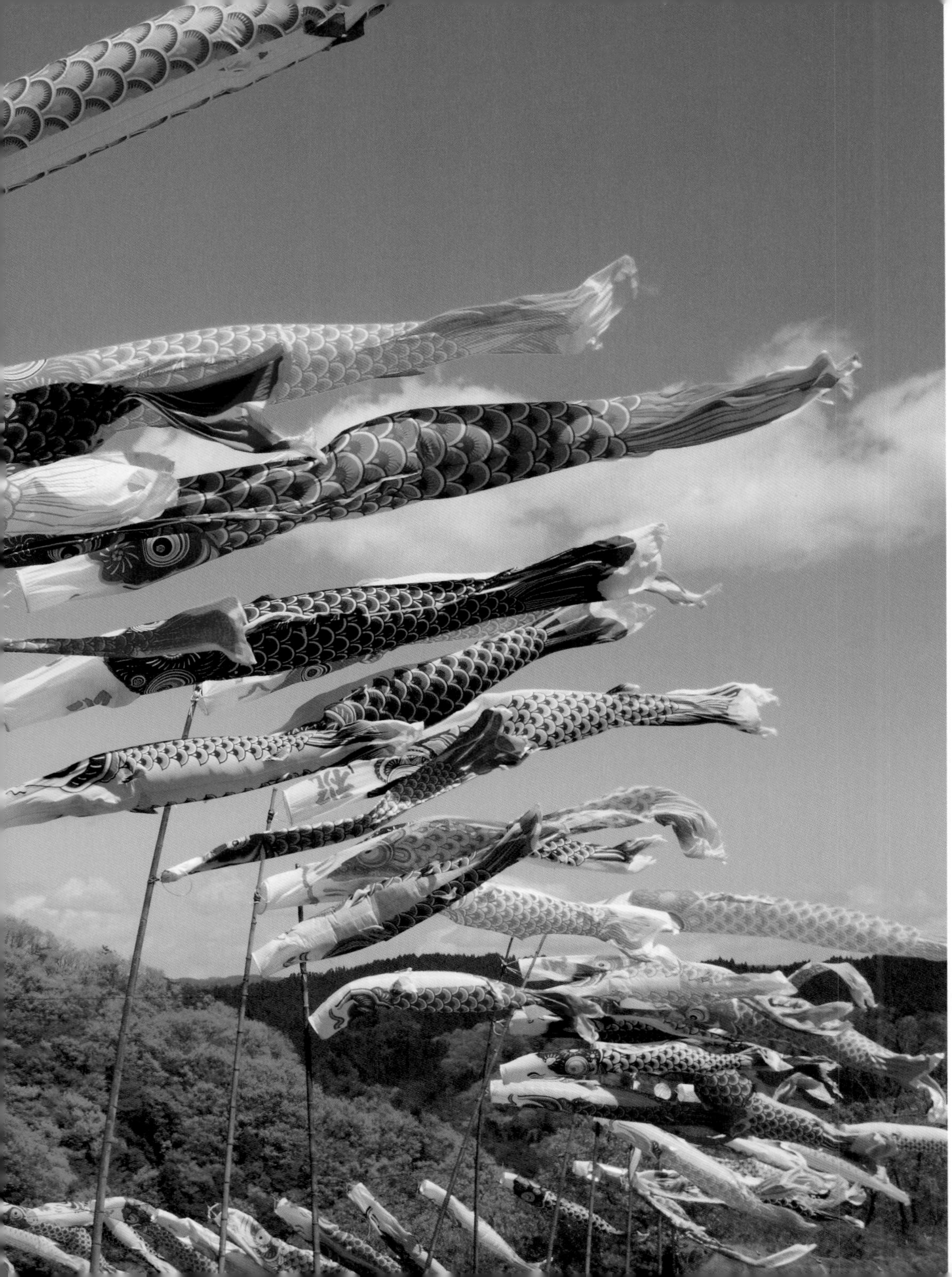

No.
9

この本の写真を眺めて、毎日脳を喜ばせよう。

POINT!

子どものころを思い出しながら、全体をぼんやりと見ましょう。

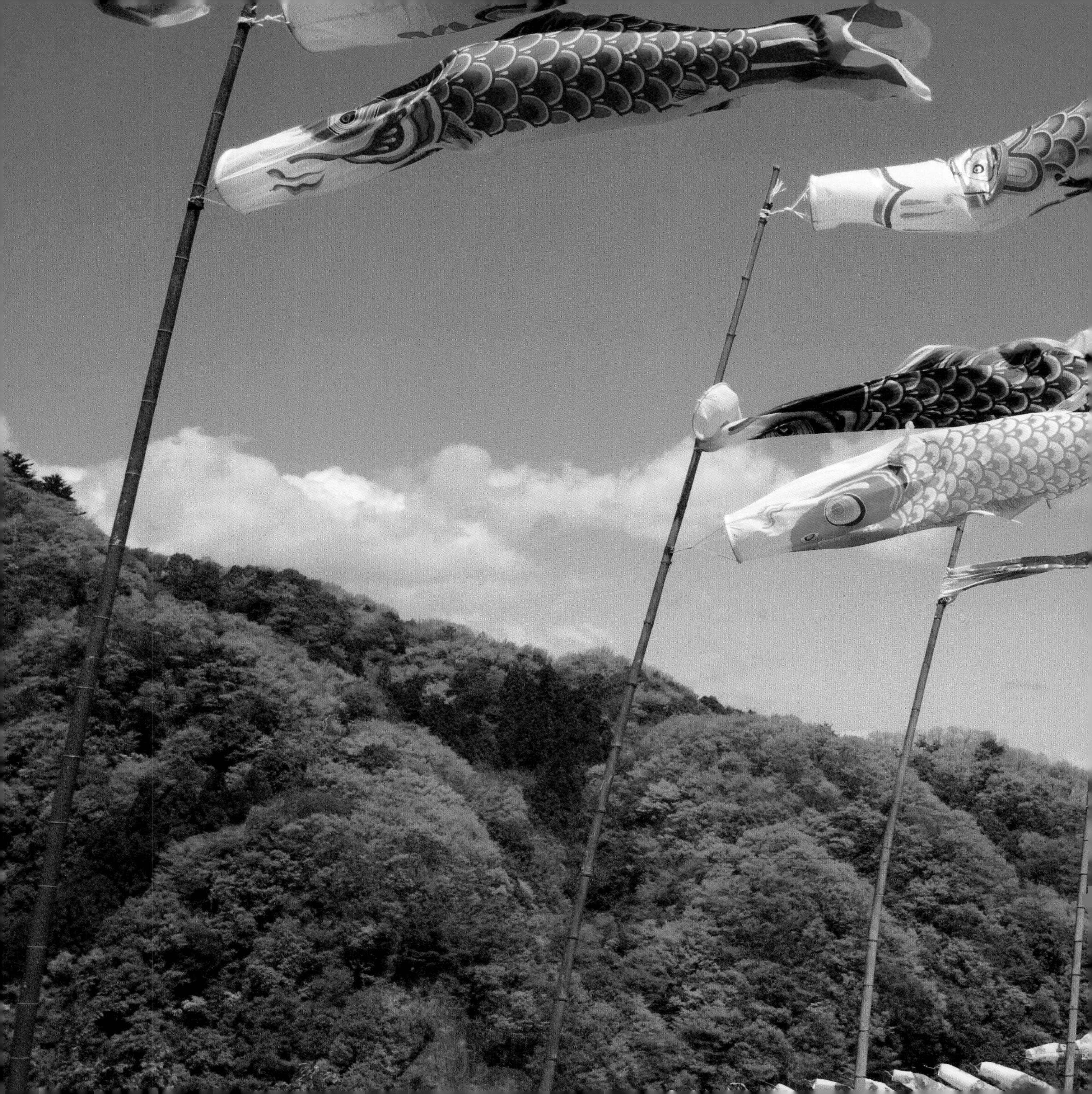

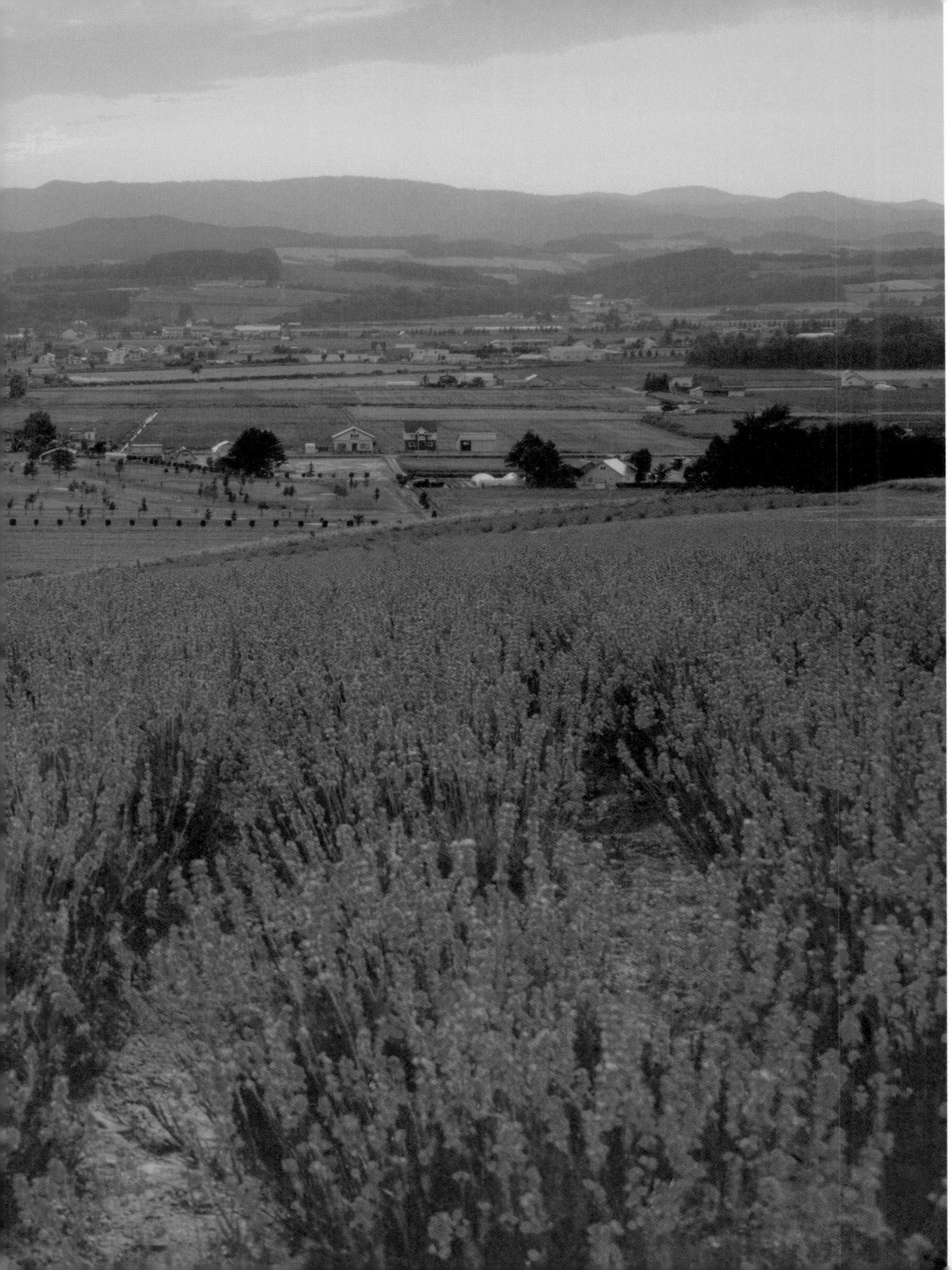

No.
10

小さな目標が大事。達成感を味わうことで、脳はどんどん喜びます。

POINT!

手前の花畑から夕暮れに染まる空まで、全体をぼんやりと見ましょう。

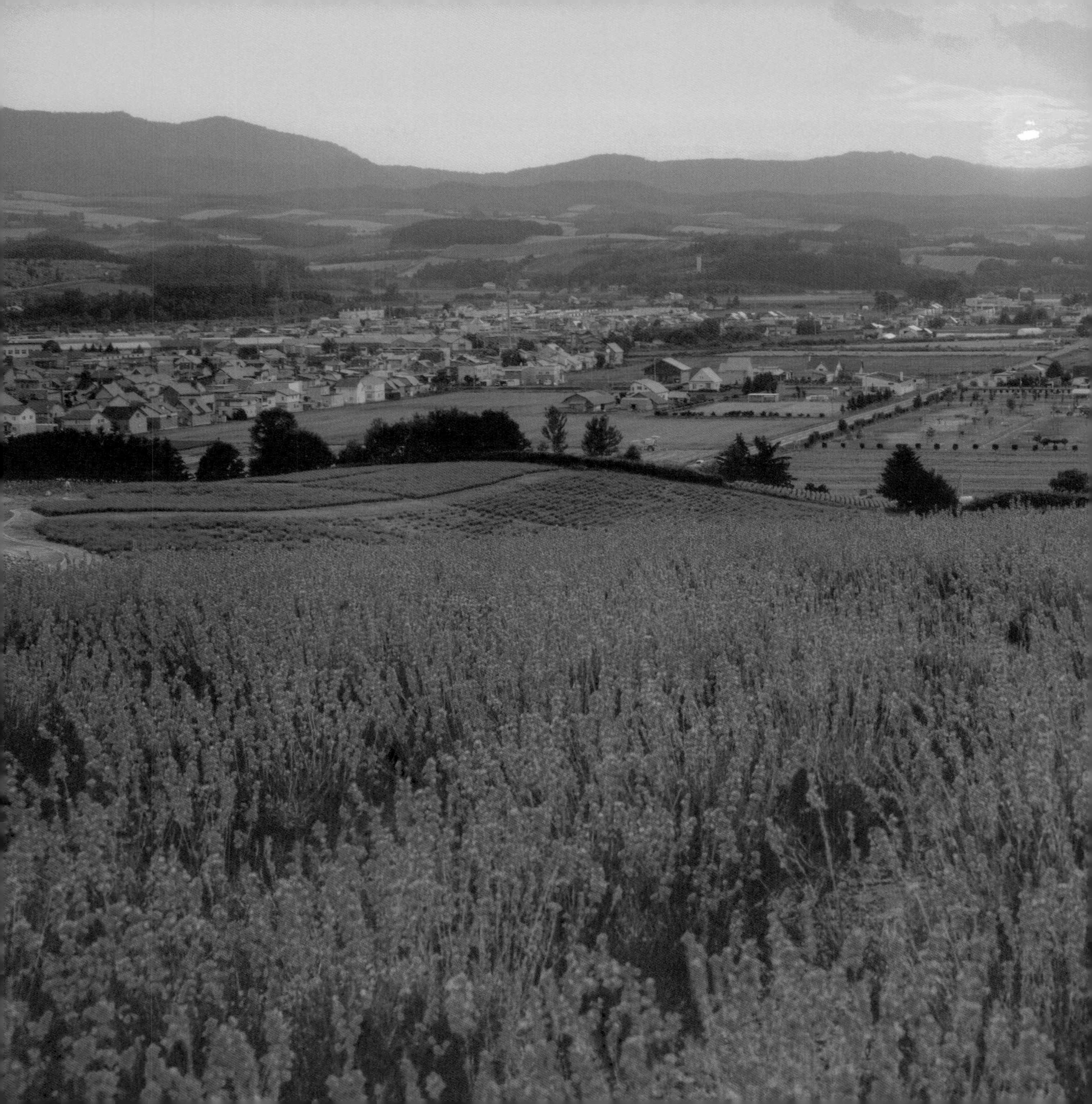

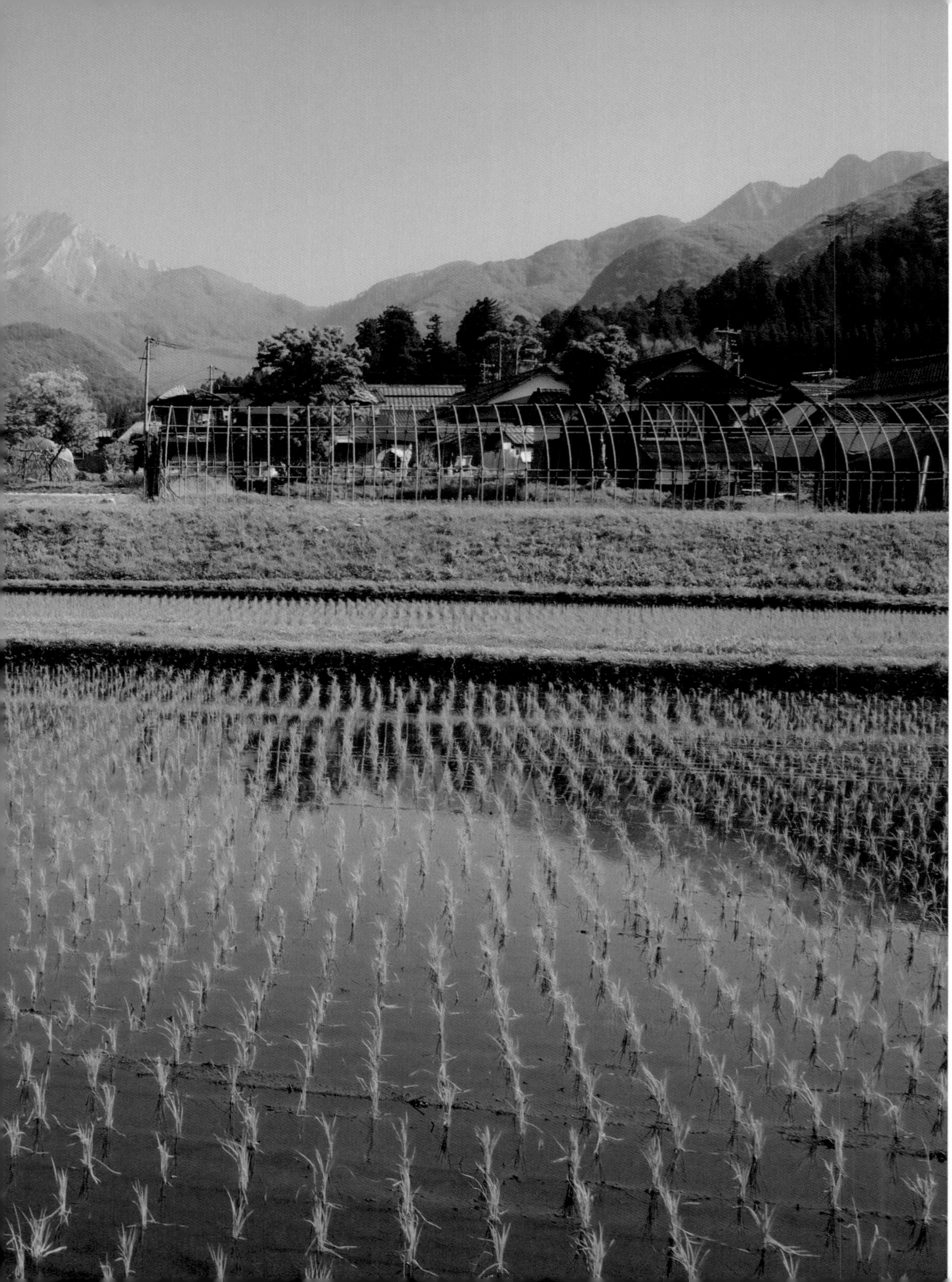

No.
11

楽しい日々、懐かしい日々を思い出そう。幸せな時間が、痛みをやわらげます。

POINT!

のんびりと散歩するような気持ちで、全体をぼんやりと見ましょう。

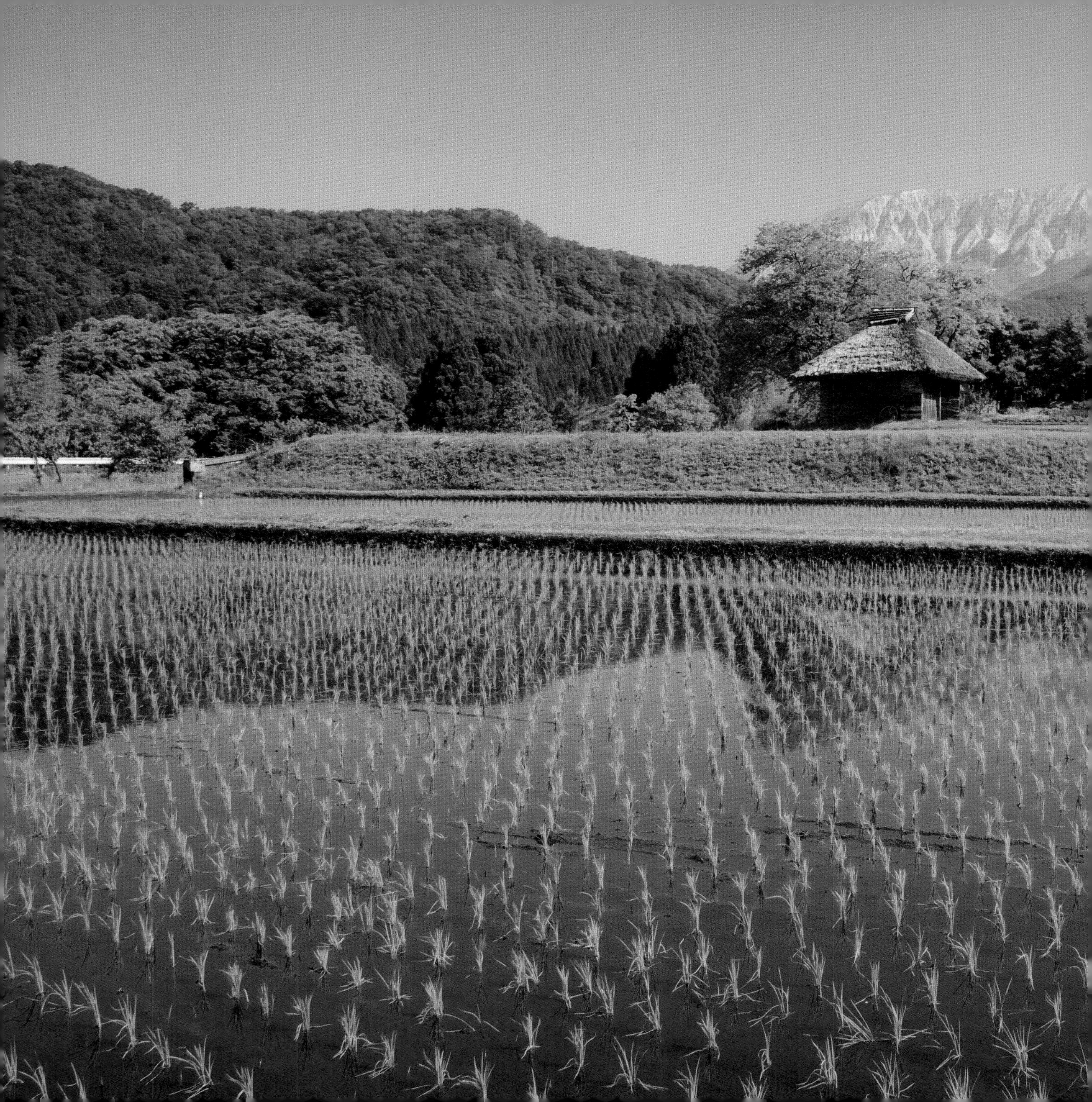

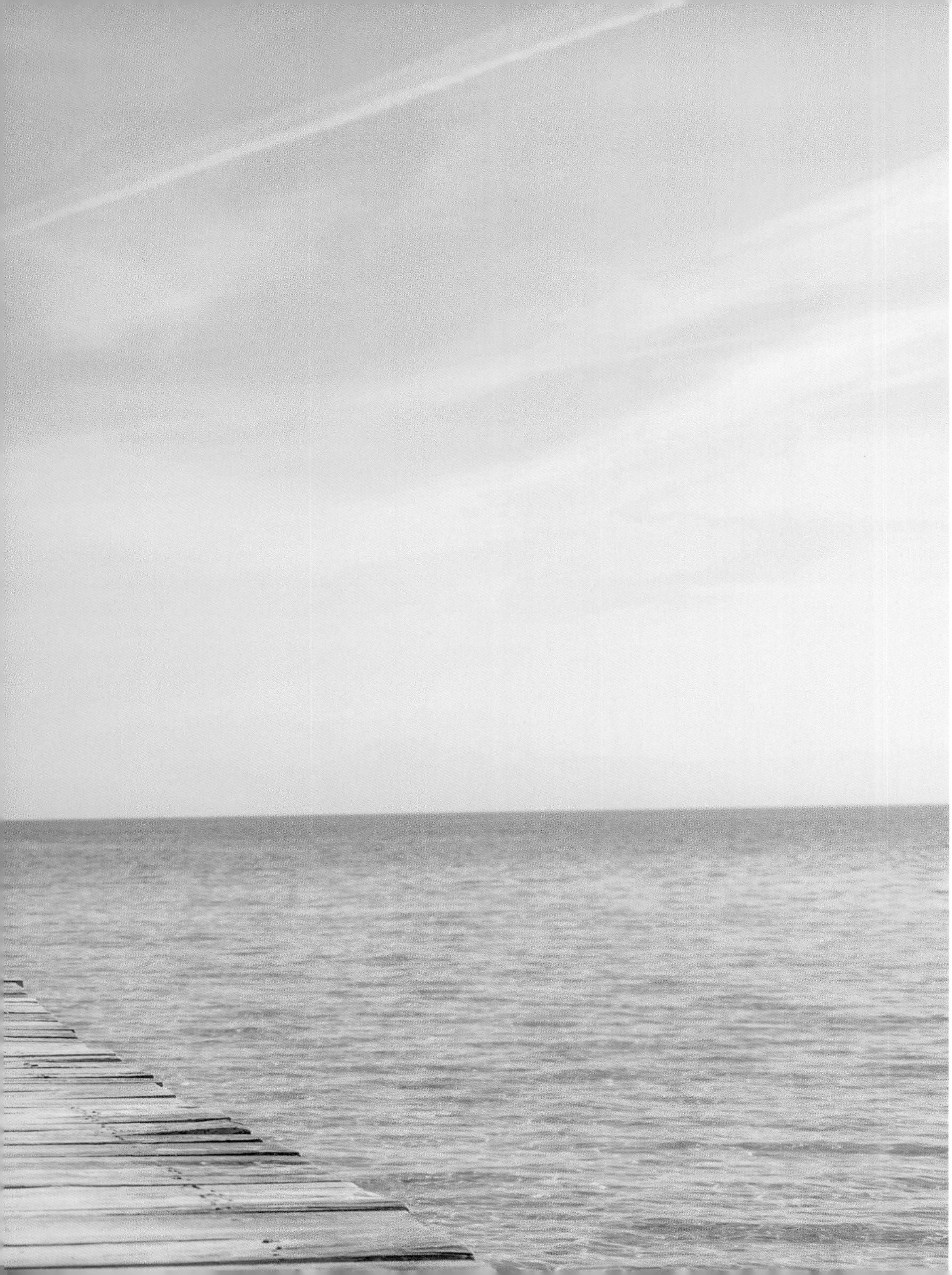

No.
12
痛みのない未来は、必ず訪れるのです。

POINT!

痛みがなくなり駆け出していく自分と重ね合わせながら、ぼんやりと見ましょう。

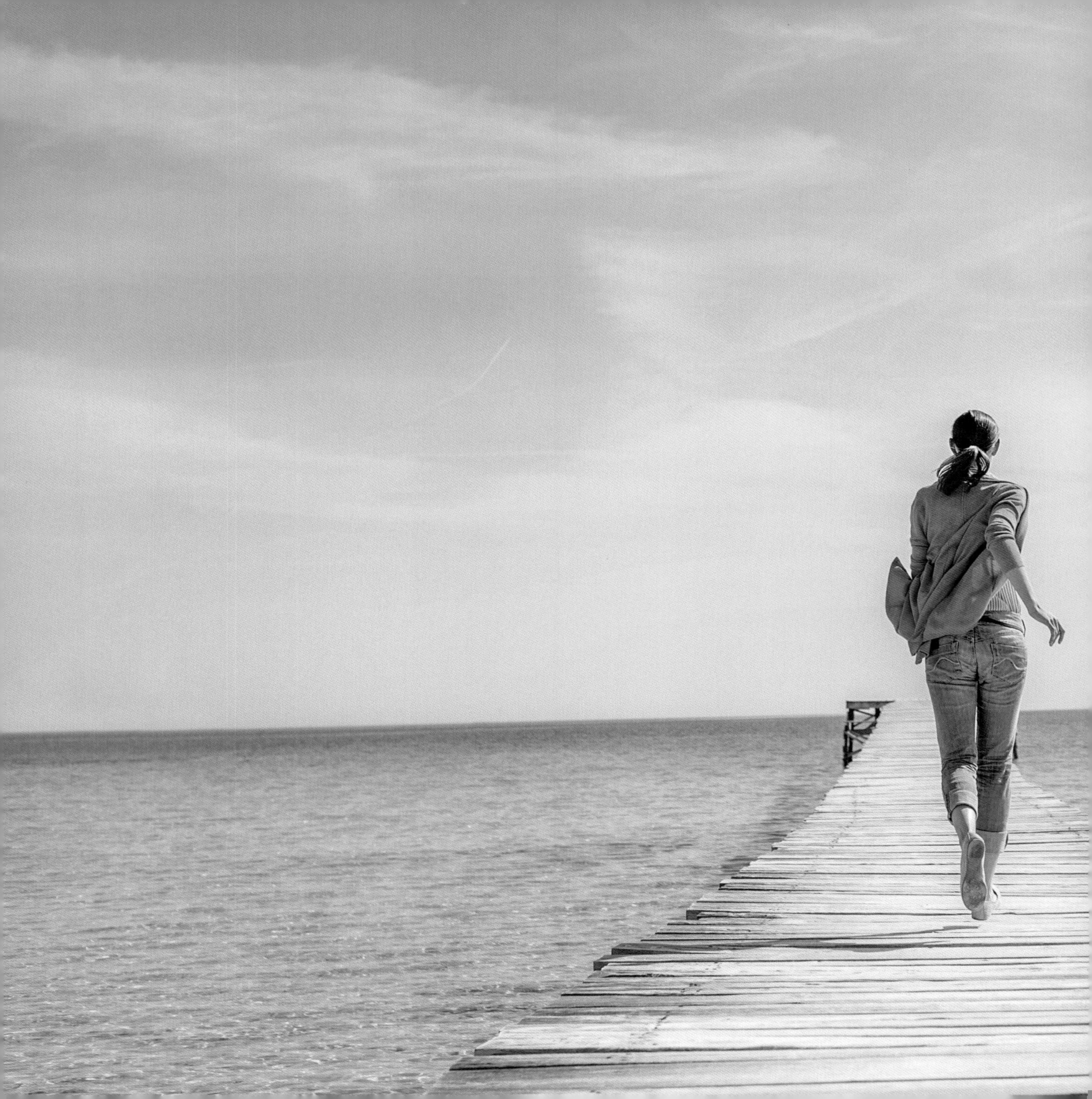

PART 3

ハッとして痛みが改善するすごい写真

意外性のある写真を眺めることは、ドーパミンの分泌をうながし、脳の側坐核を刺激し、脳の痛みの誤解を解きます。子どものころに戻って、純粋な気持ちになって、インパクトのある写真を楽しんでください。

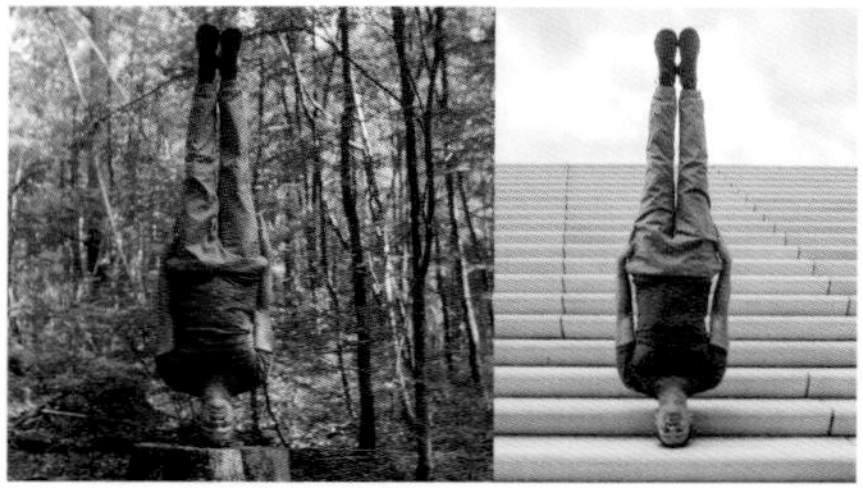

No. 13 なにをしているの？

どうやって撮ったのか、なぜ彼はそんな姿勢でいるのかを想像すると、何回見ても、楽しめるのではないでしょうか。

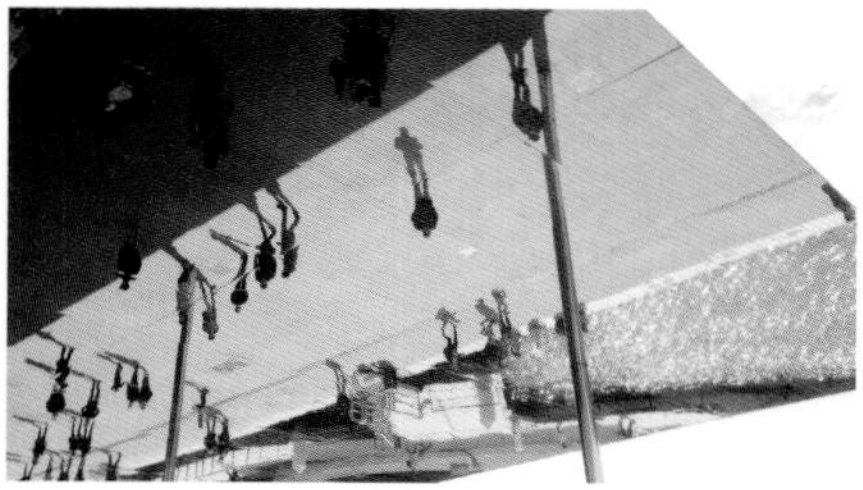

No. 14 不思議な街

地面が途中で切れて右隅には、空と雲が！　いったいここはどこ？　見たことない景色が脳を心地よく刺激します。

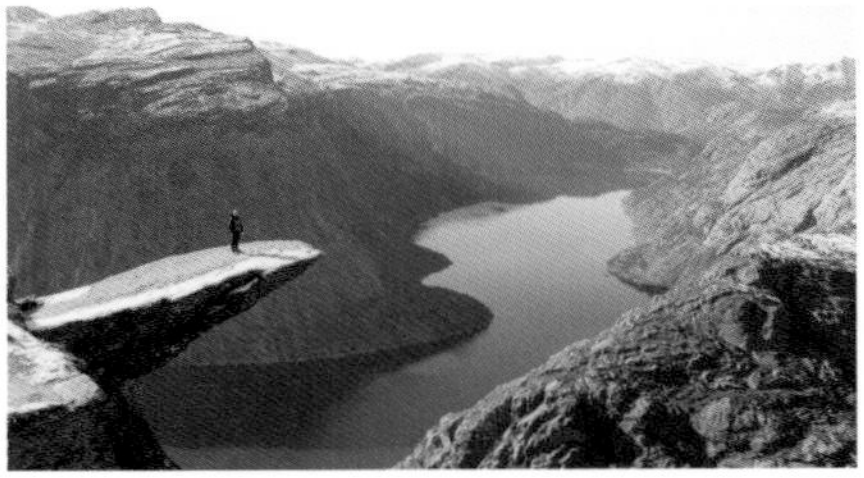

No.
15
峡谷にたたずむ

左に1人たたずむ人の気持ちになってみてください。あなたは、この絶景を前に何を思いますか？

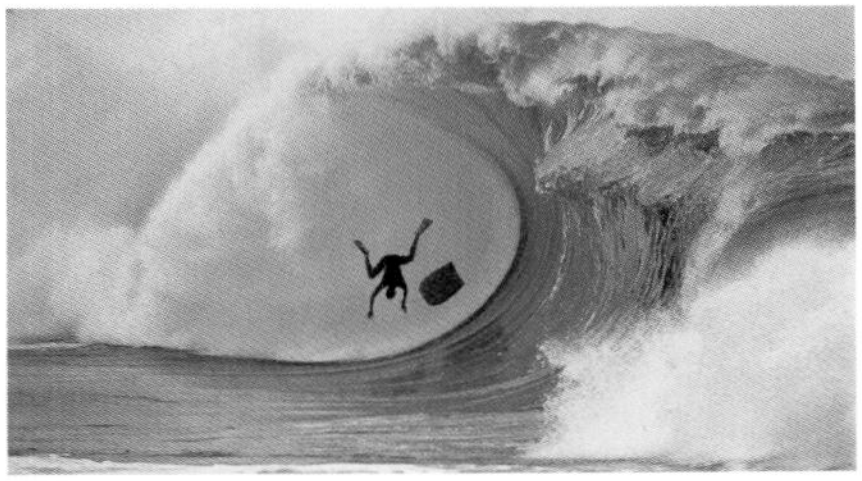

No.
16
やってしまった！

マンガのような、驚きつつも思わず笑ってしまう写真。笑いもドーパミンを発する効果があります。

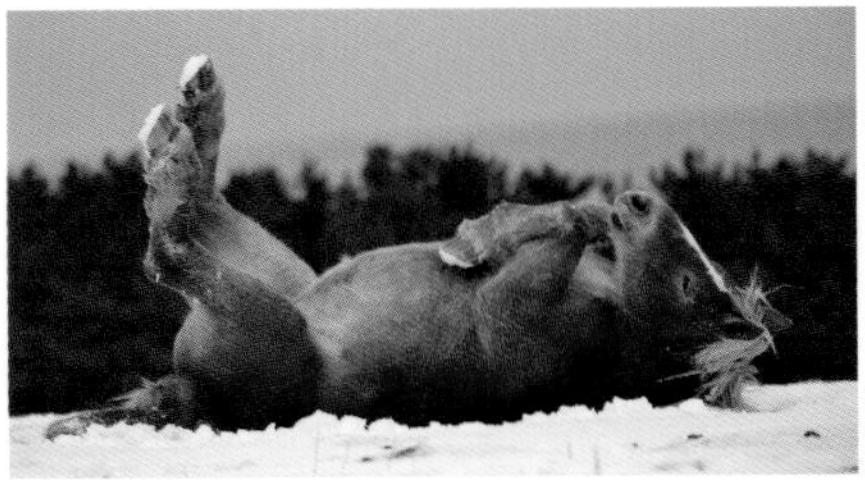

No.
17
雪でゴロゴロ

雪とたわむれている動物の気持ちになって、体と心を開放した自分をイメージしながら見ると効果的です。

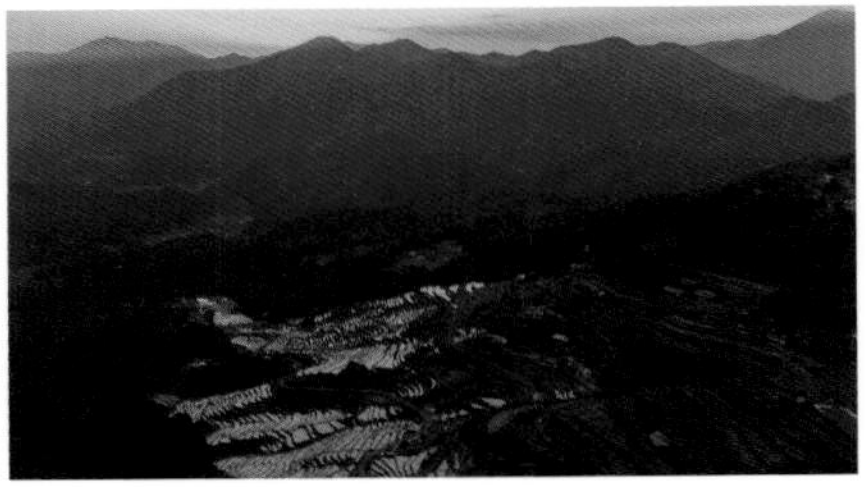

No.
18
遠き山に陽がおちて

1日の終わりに見ると効果的。幻想的な棚田の風景です。心を落ち着かせながら、沈みゆく夕日を眺めてください。

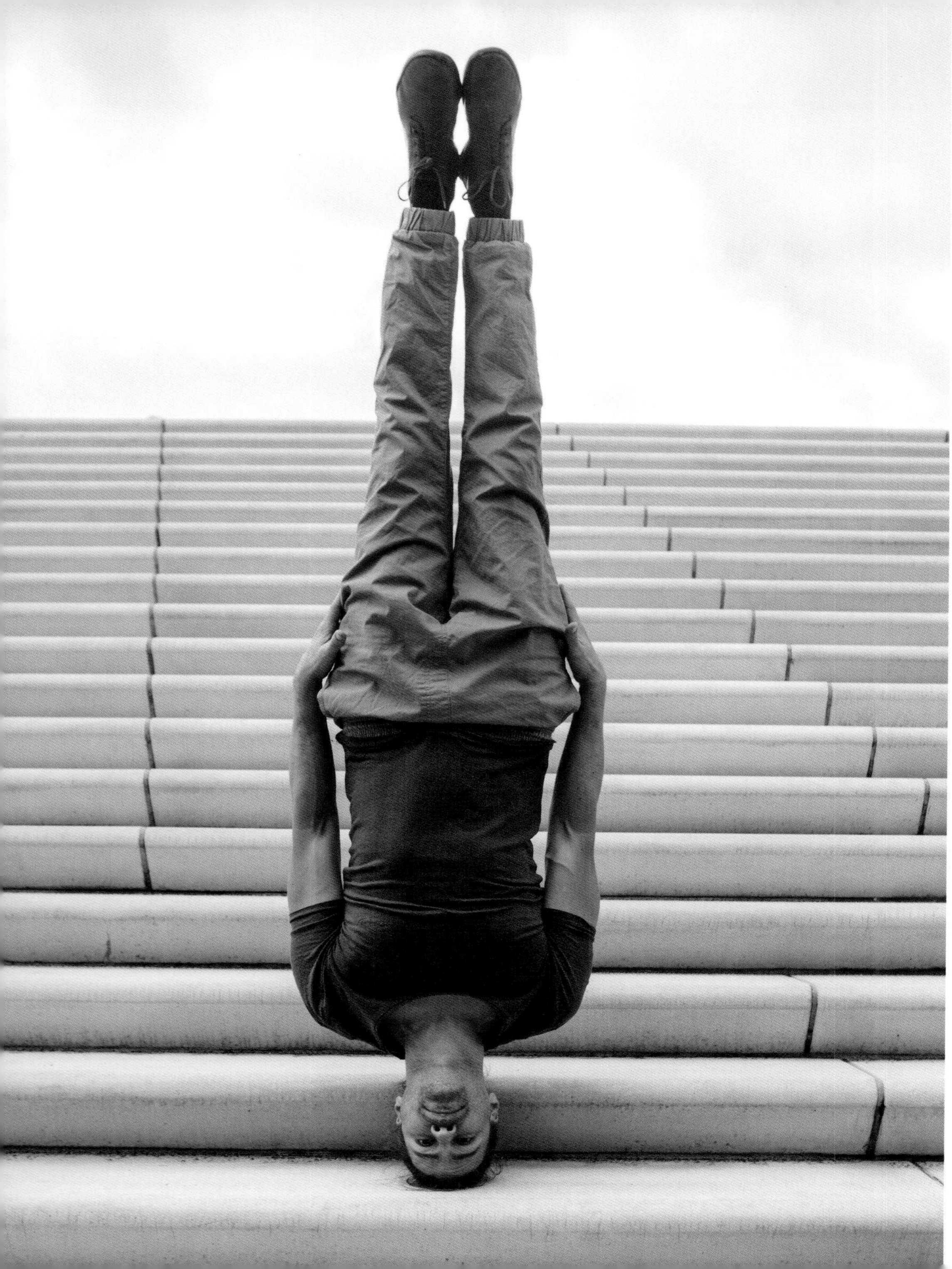

No.
13

あなたの知らない「痛みの真実」。真実を知れば、痛みは改善します。

POINT!

写真を逆さにしてみるなど、いろいろな方向から見てみてください。

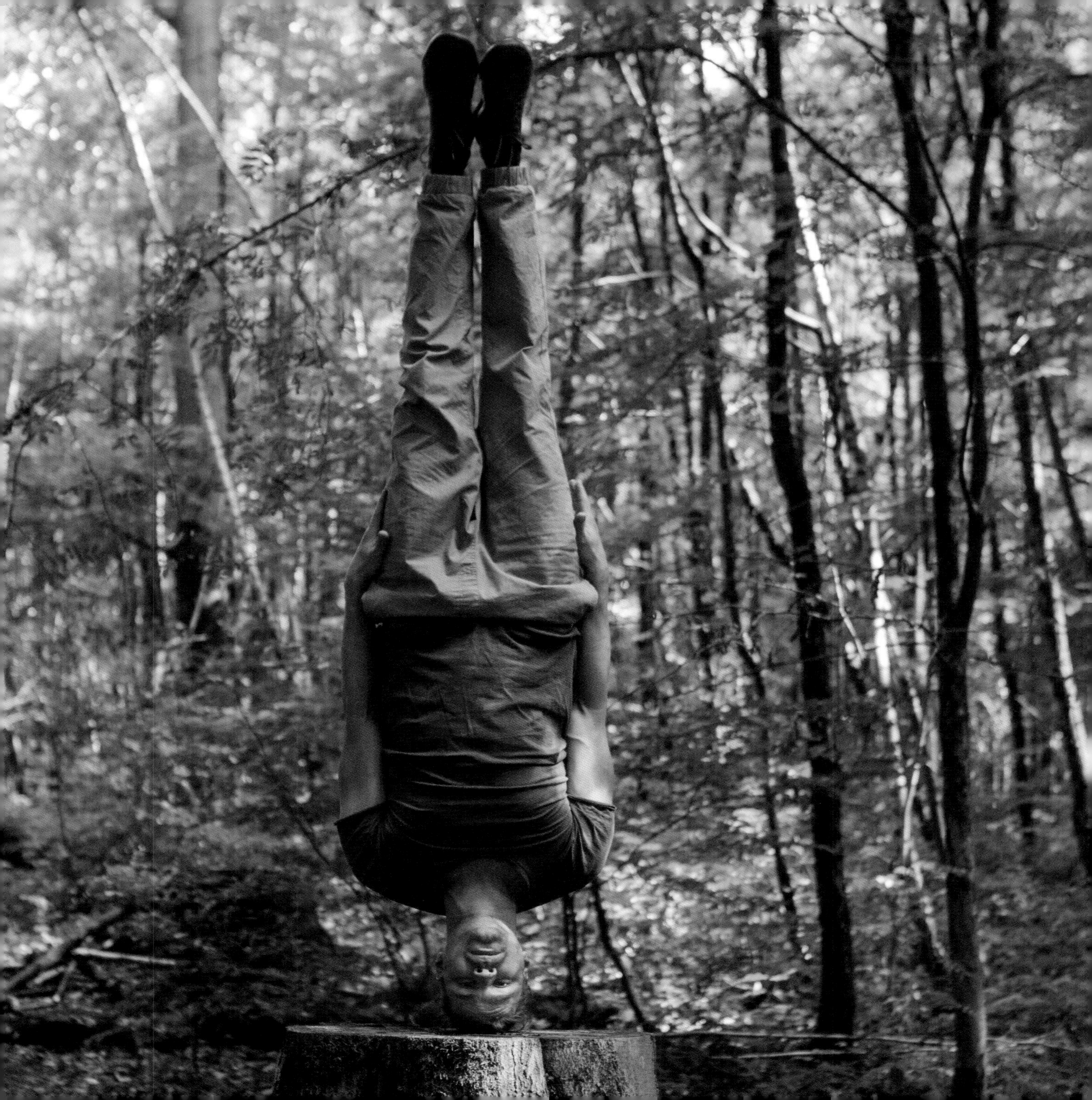

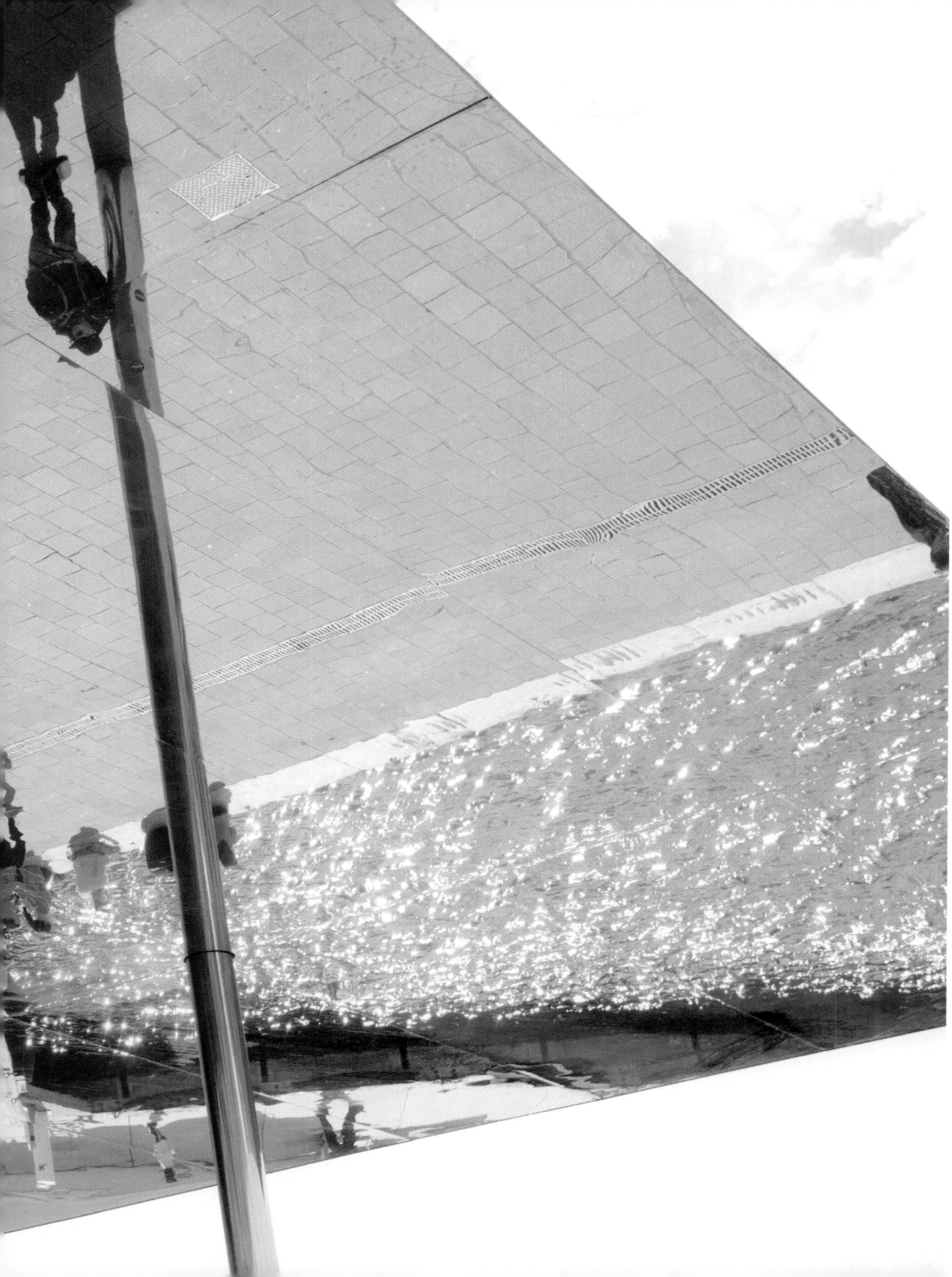

No.
14

実感できなくても信じてください。痛みの原因の9割は「脳」にある。

POINT!

なぜ、こんな写真が！ 楽しみながら見ましょう。

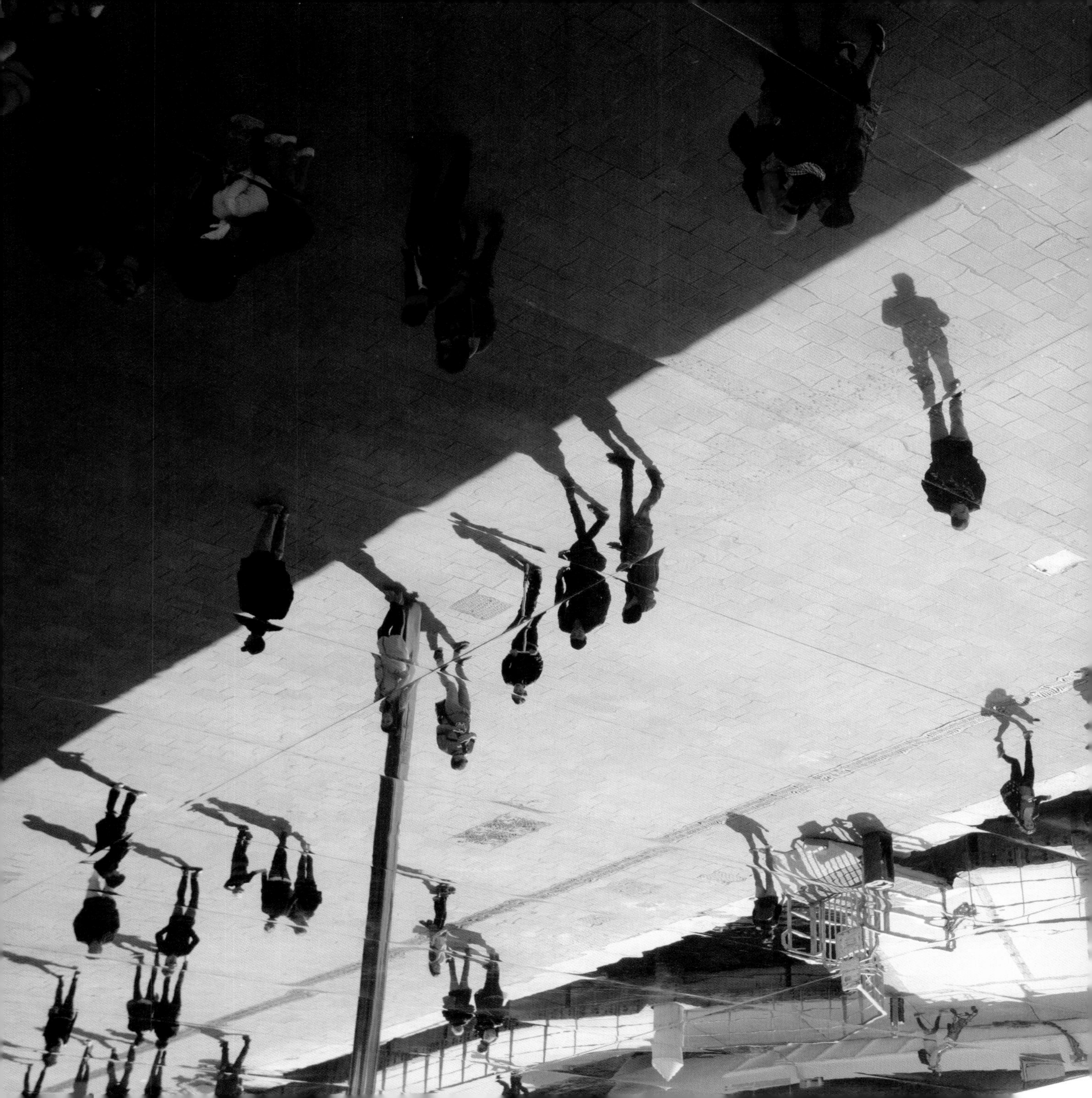

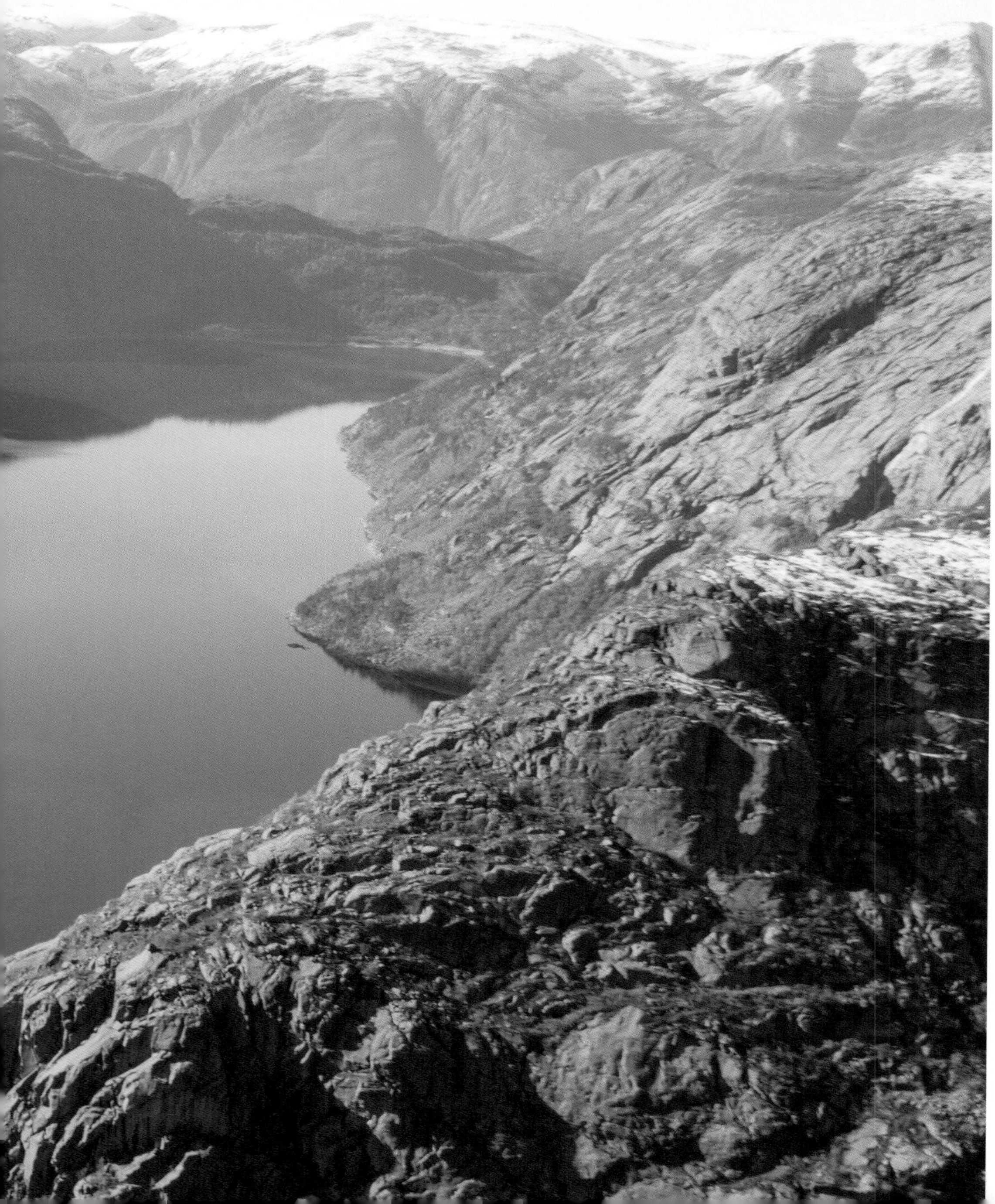

No.
15

慢性痛患者さんの88%が、脳を治して、痛みに困らない生活を取り戻しました。

POINT!

左にいる人の気持ちになって、見てください。

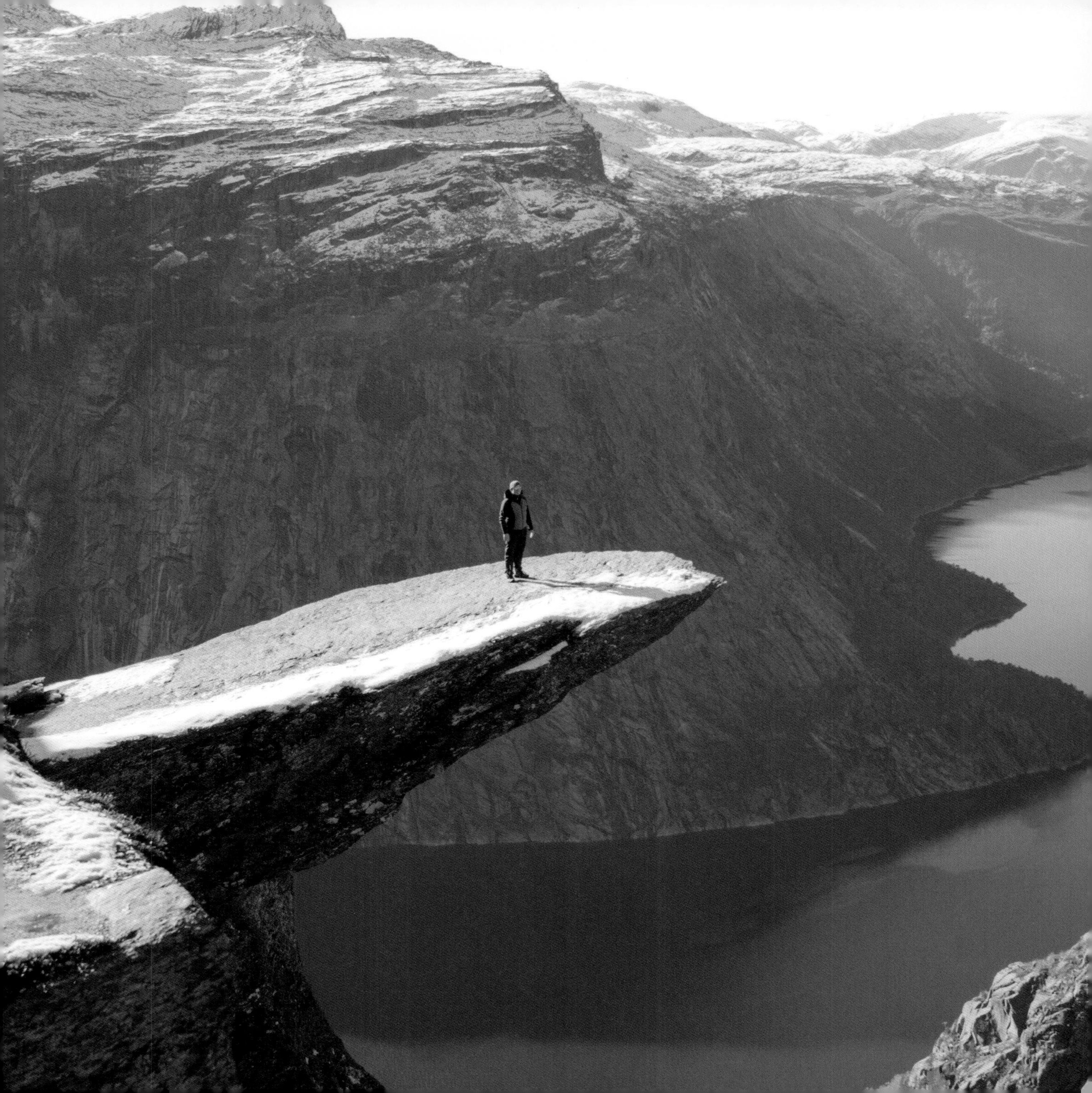

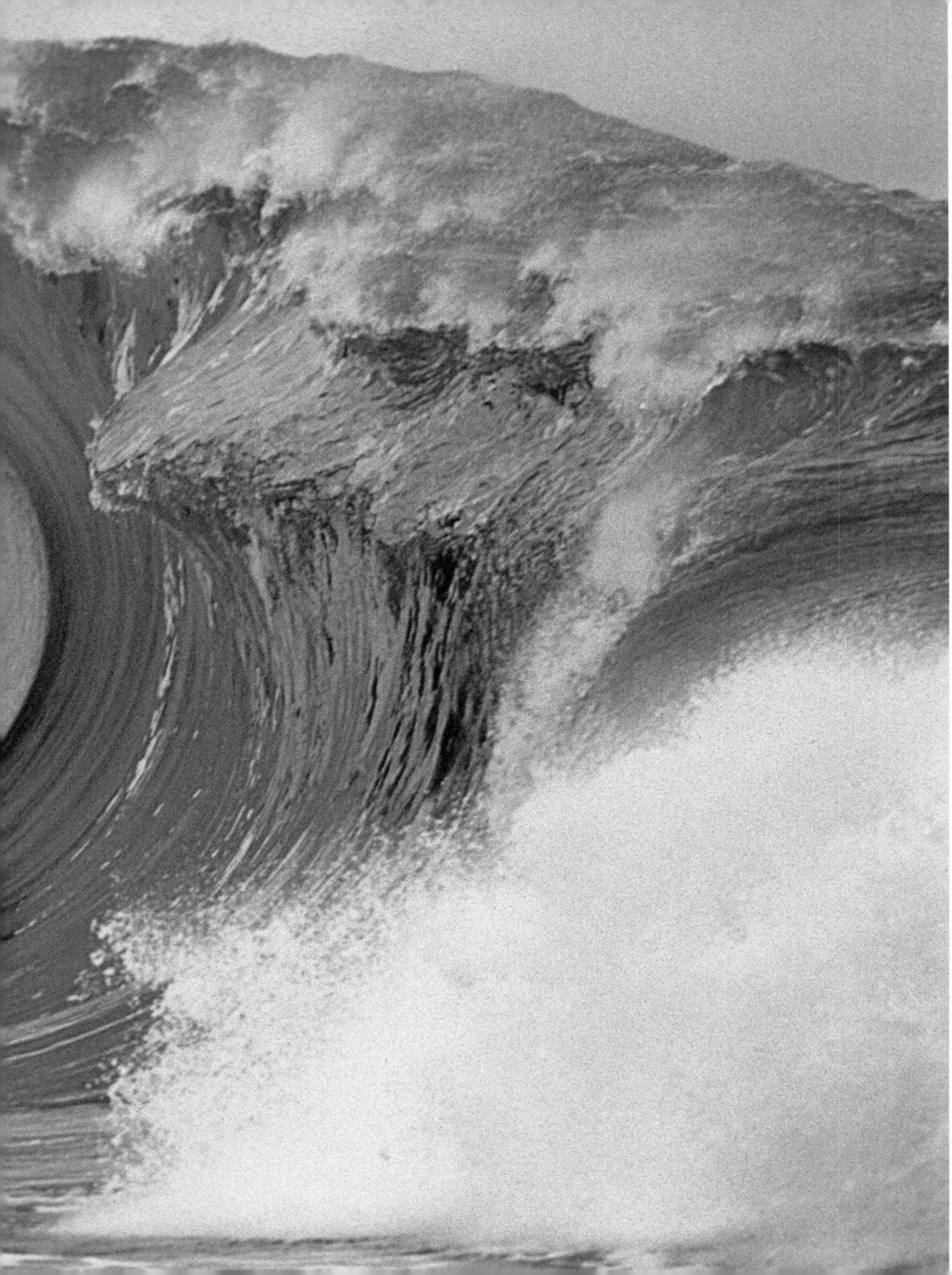

No.
16

痛みは、脳に伝わって初めて感じます。患部が感じるものではありません。

POINT!

ちょっと気の毒ですが、楽しみながら見てください。

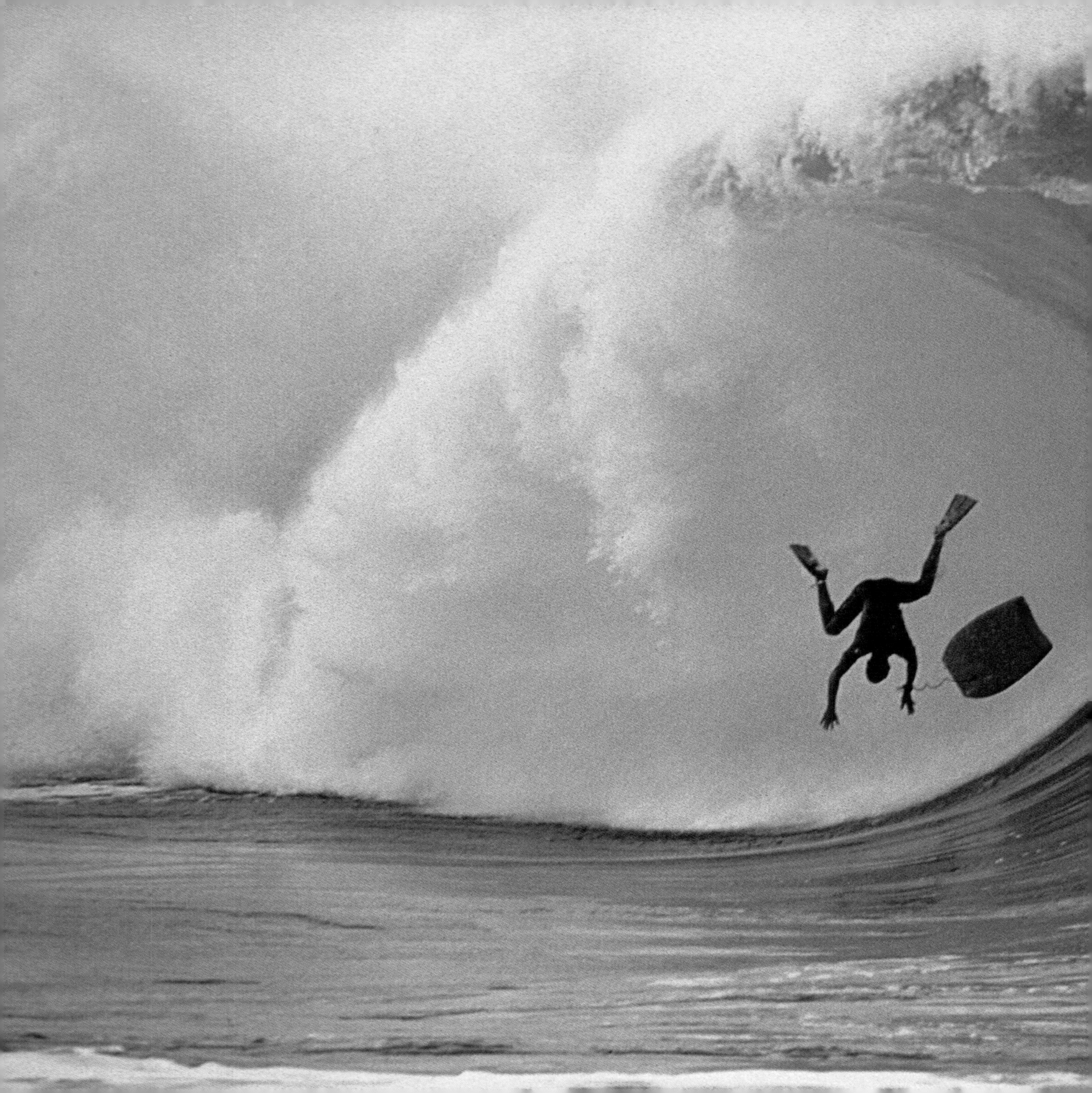

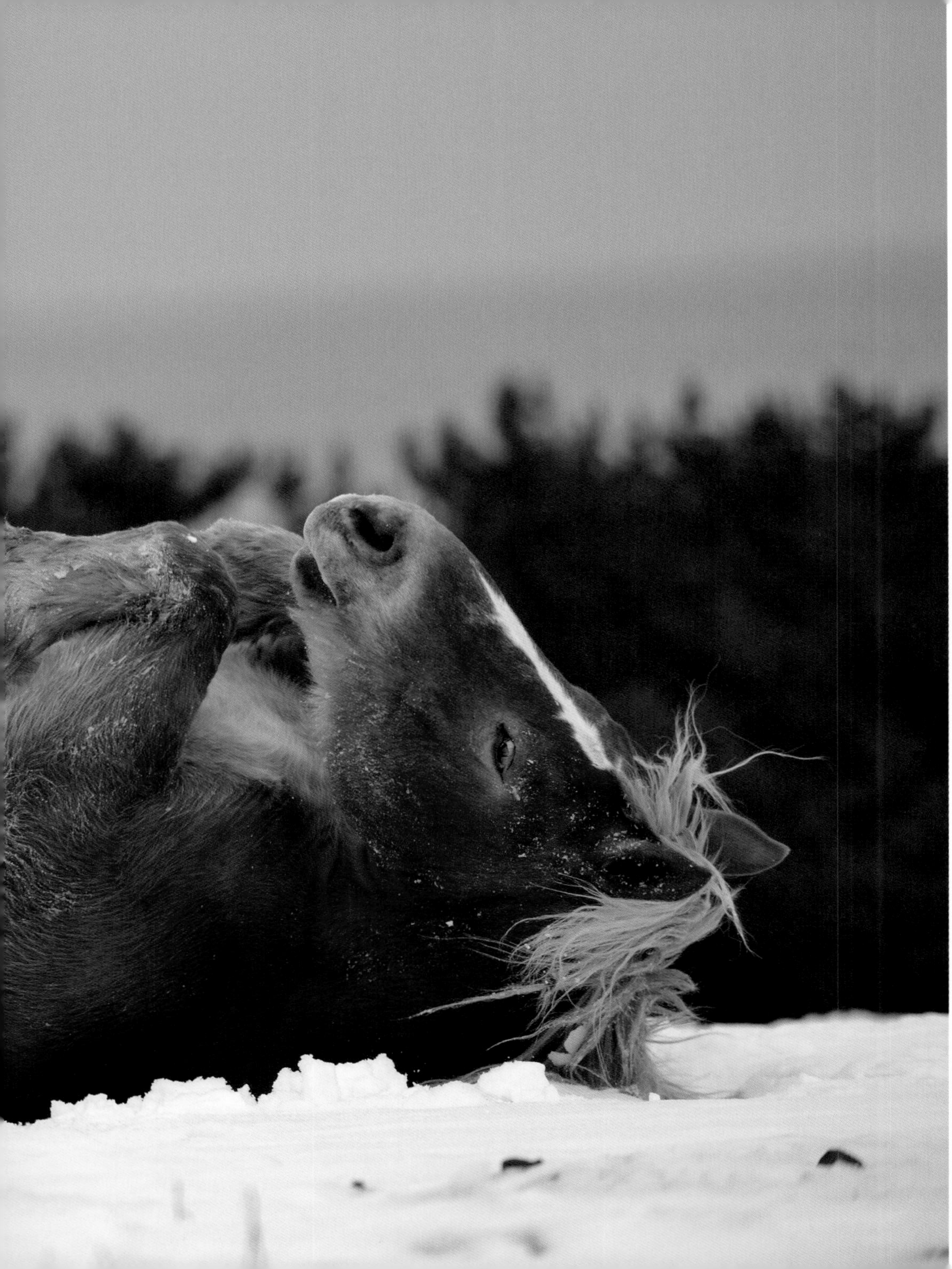

No.
17

手足を失った方の70％は、「存在しない手足が痛む」。脳が痛みを感じるからです。

POINT!

写真の動物と同じように、雪と楽しくたわむれる姿を想像しながら見てください。

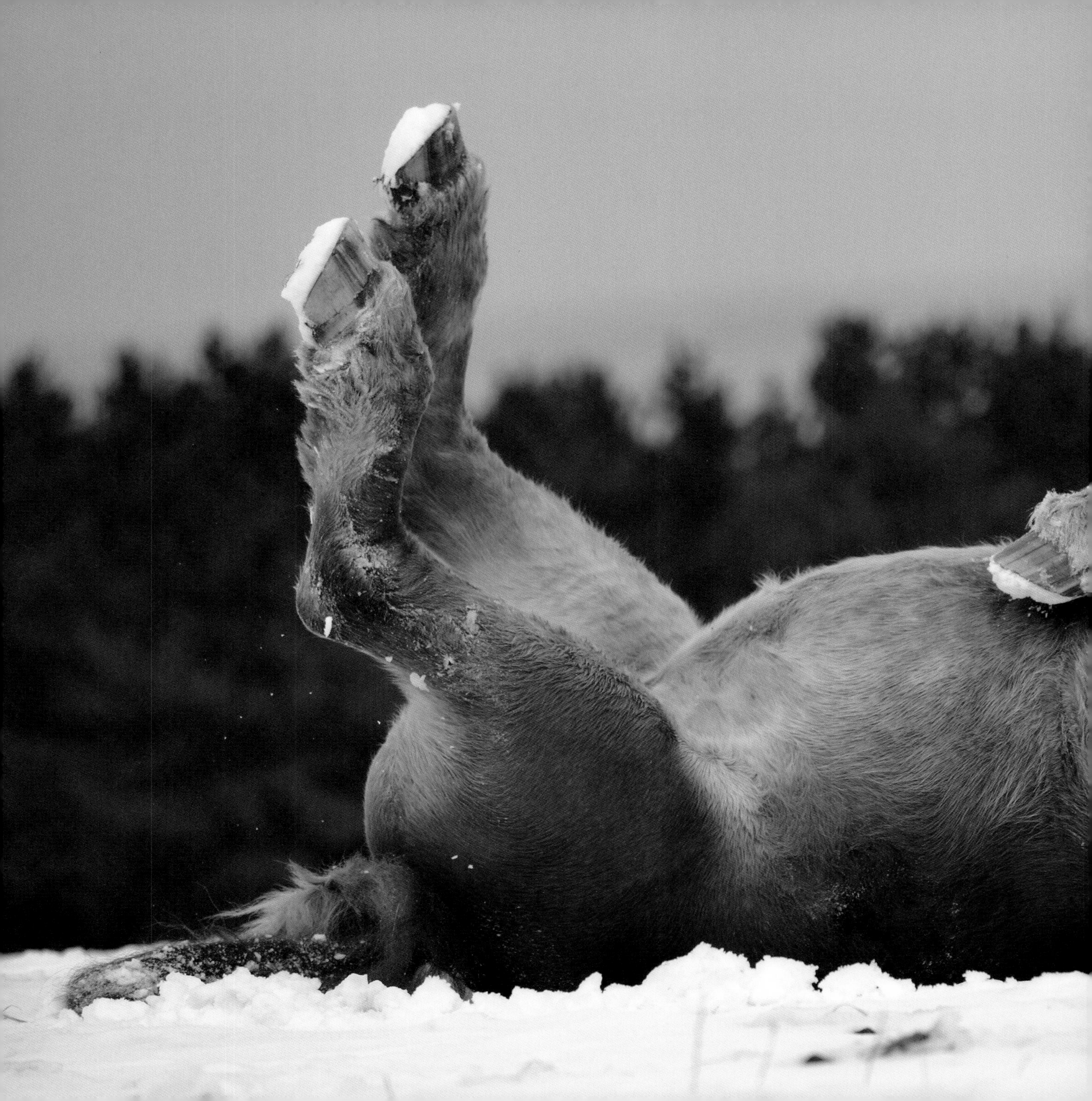

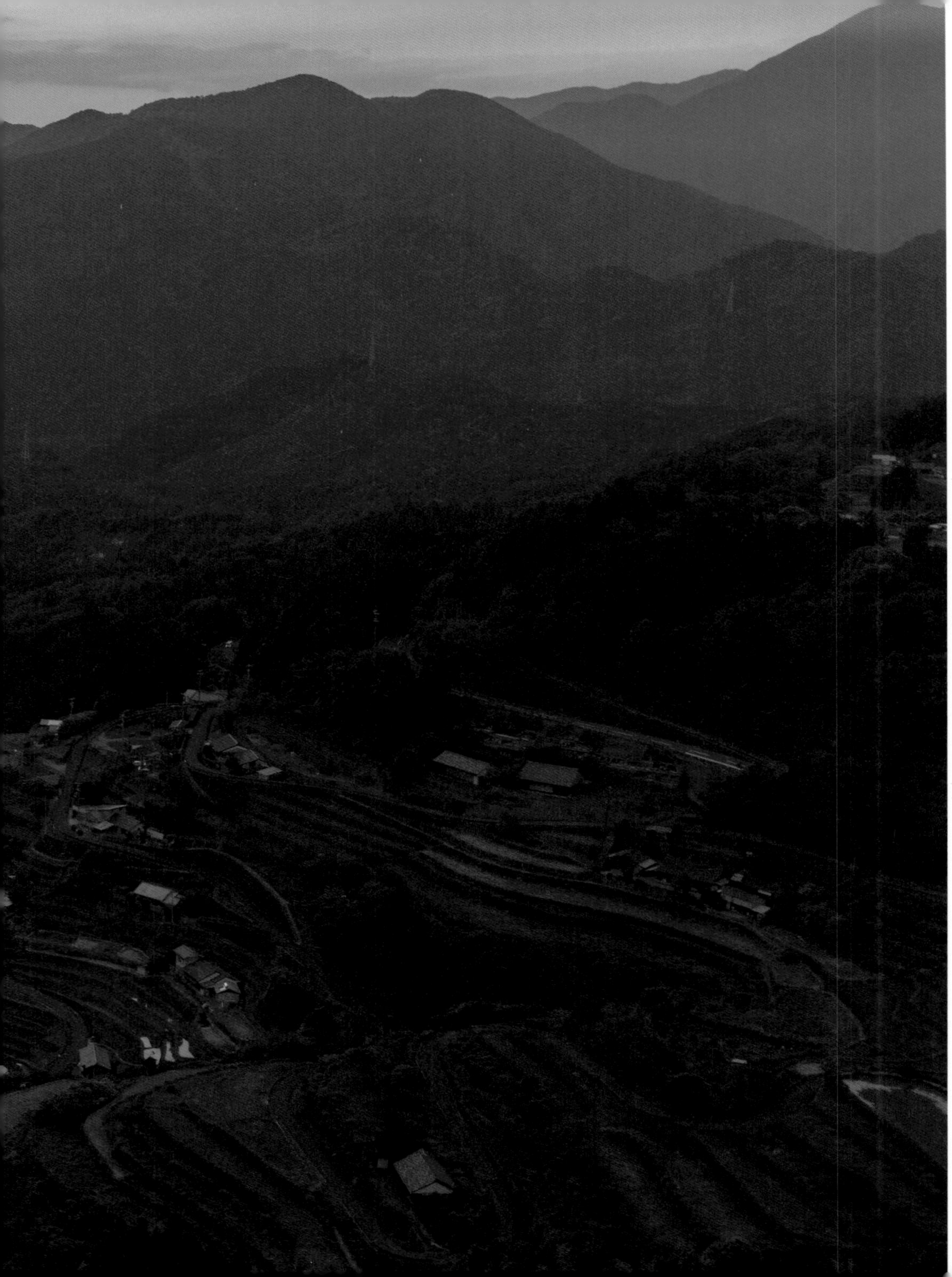

No.
18

痛みが続いていたとしても、
体に異常がなければ
心配することは一切ありません。

POINT!

夕暮れに溶け込む姿を想像し、心を落ち着かせながら、写真を見てください。

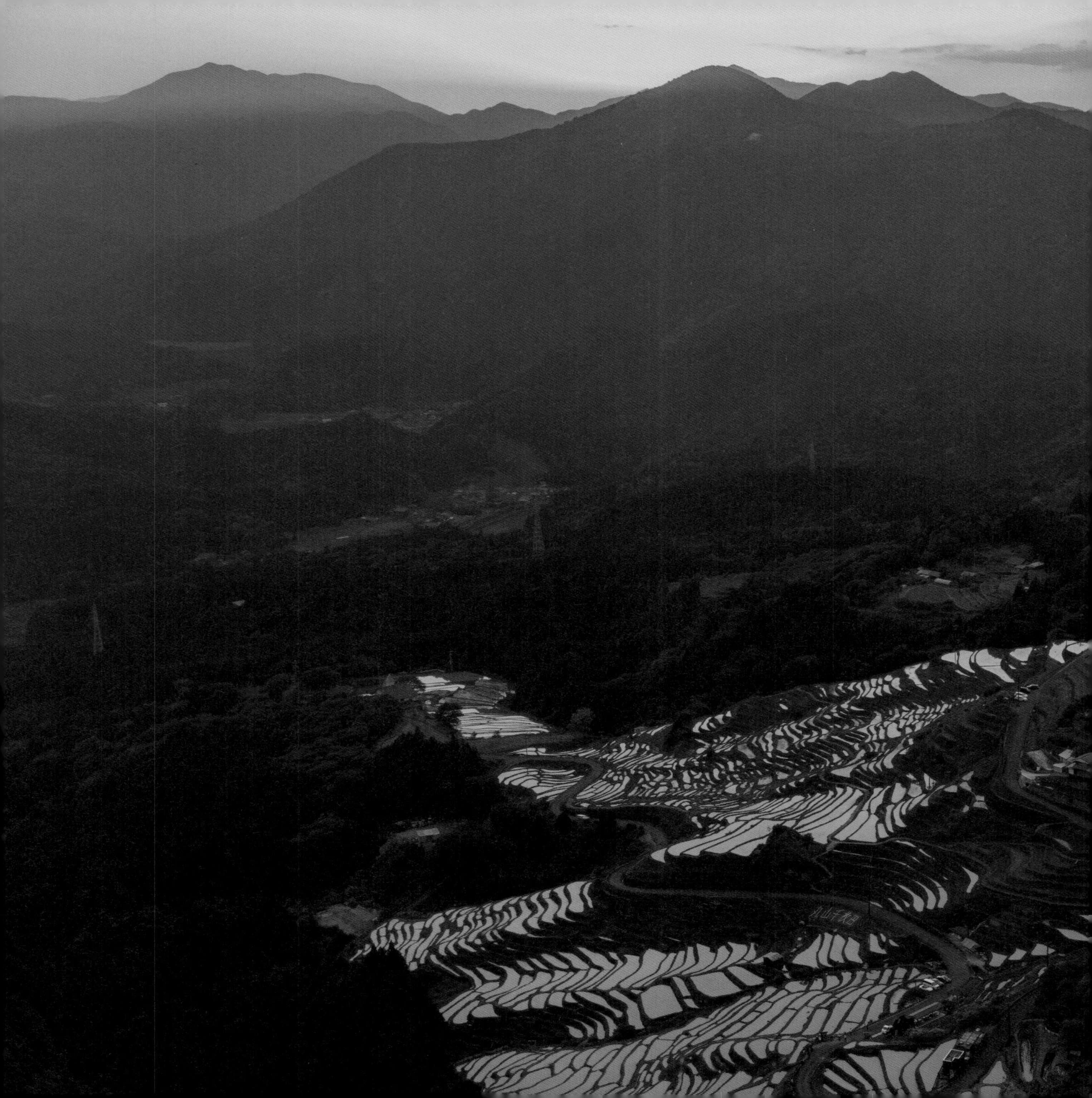
丸山千枚田

PART 4

気分がスカッとし、痛みが改善するすごい写真

豪快な動きや水しぶき、キラキラした日差しなど、見ていると明るく前向きな気持ちになれる写真は、脳の働きを元気にしてくれます。難しいことは考えずに楽しんで、ドーパミンをどんどん分泌させてください。

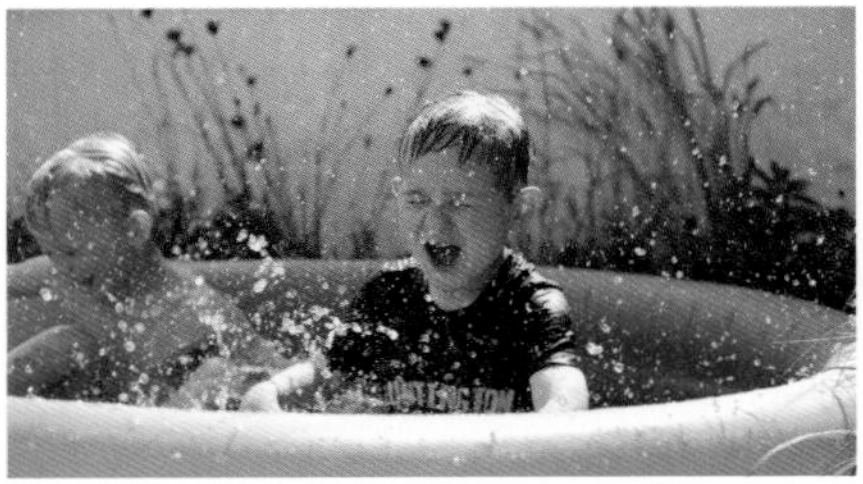

No. 19 無邪気な水遊び

平和な日常の一枚。子どもの歓声を思い浮かべながら、ありふれているけど幸せな時間を感じましょう。

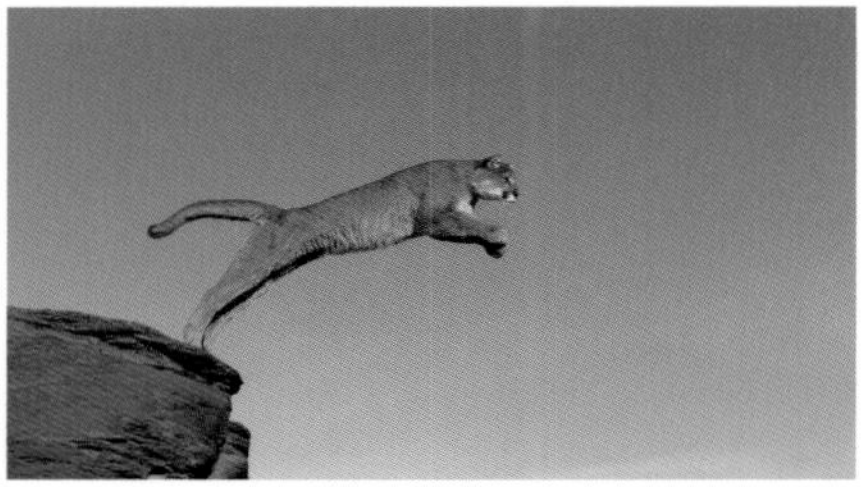

No. 20 青空へ向かって

岩から岩へジャンプ！　元気な動きを眺めていると、こちらの脳も元気になってきませんか？

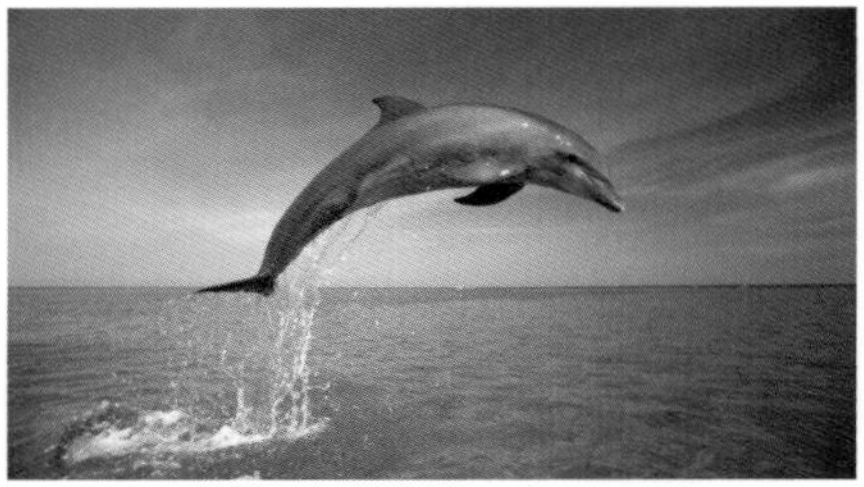

No. 21 イルカと大海原

イルカの気持ちになるのも、イルカに乗っている自分を想像するのも◎。いろいろな見方ができる写真です。

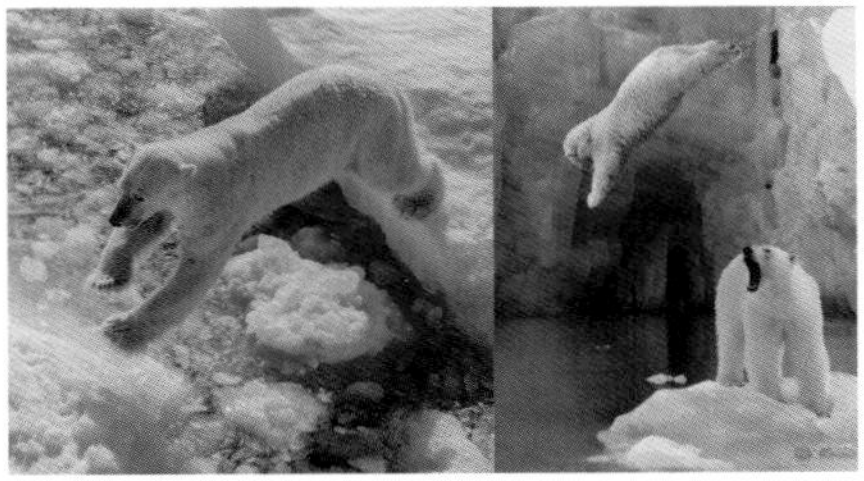

No.
22
決死のシロクマ

飛んでいるのか、落下しているのか、右下にいるシロクマはなんて叫んでいるのか。想像力をかき立てる写真です。

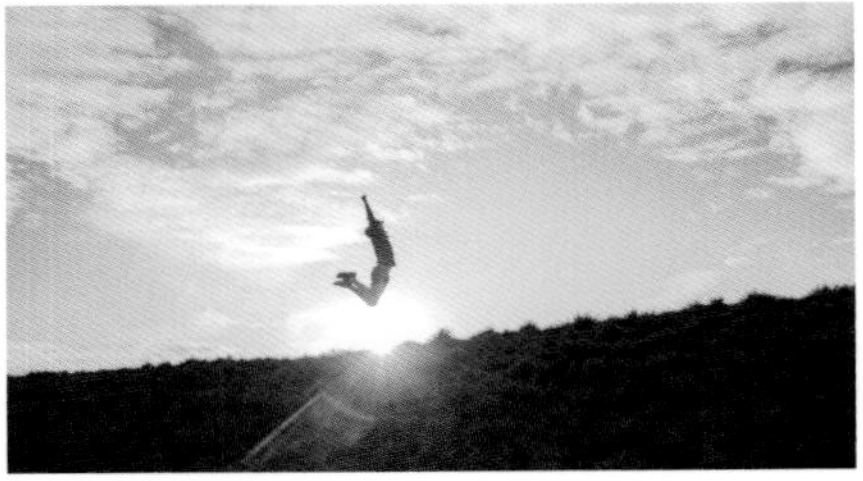

No.
23
やったぞー！

痛みが減れば、思いきり体を動かす喜びが増えていきます。どんどんよくなる、必ずよくなると前向きな気持ちで見てください。

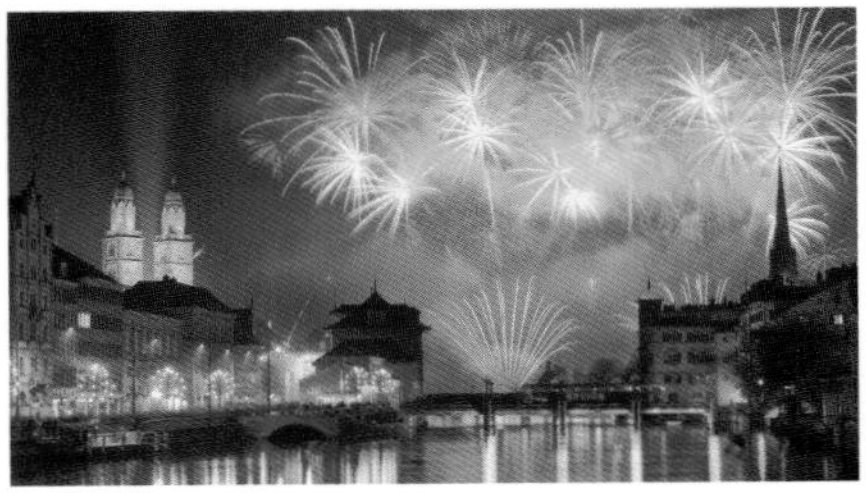

No.
24
花火の夜

ど派手な花火。その迫力を想像すると胸が高まってきます。やはり夜見ると写真の世界に入り込みやすいです。

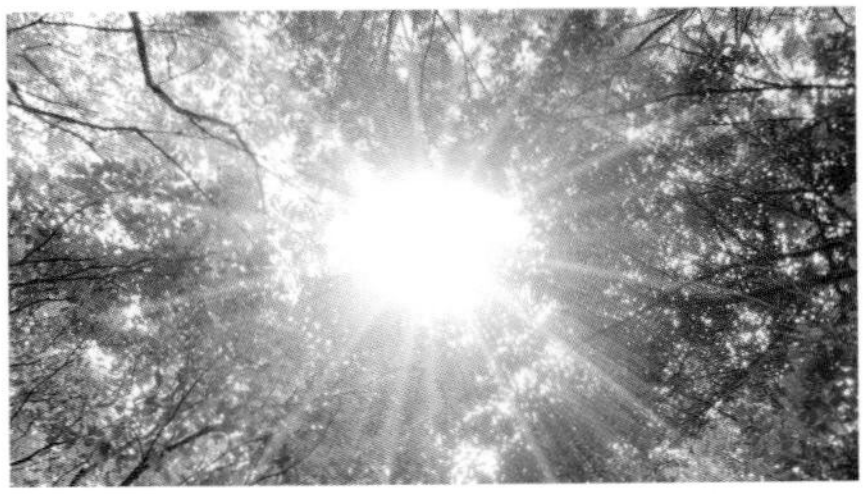

No.
25
木漏れ日の中で

木々の隙間から降り注ぐ木漏れ日。全身に光を浴びる姿を想像しながら、ゆっくりと深呼吸しましょう。

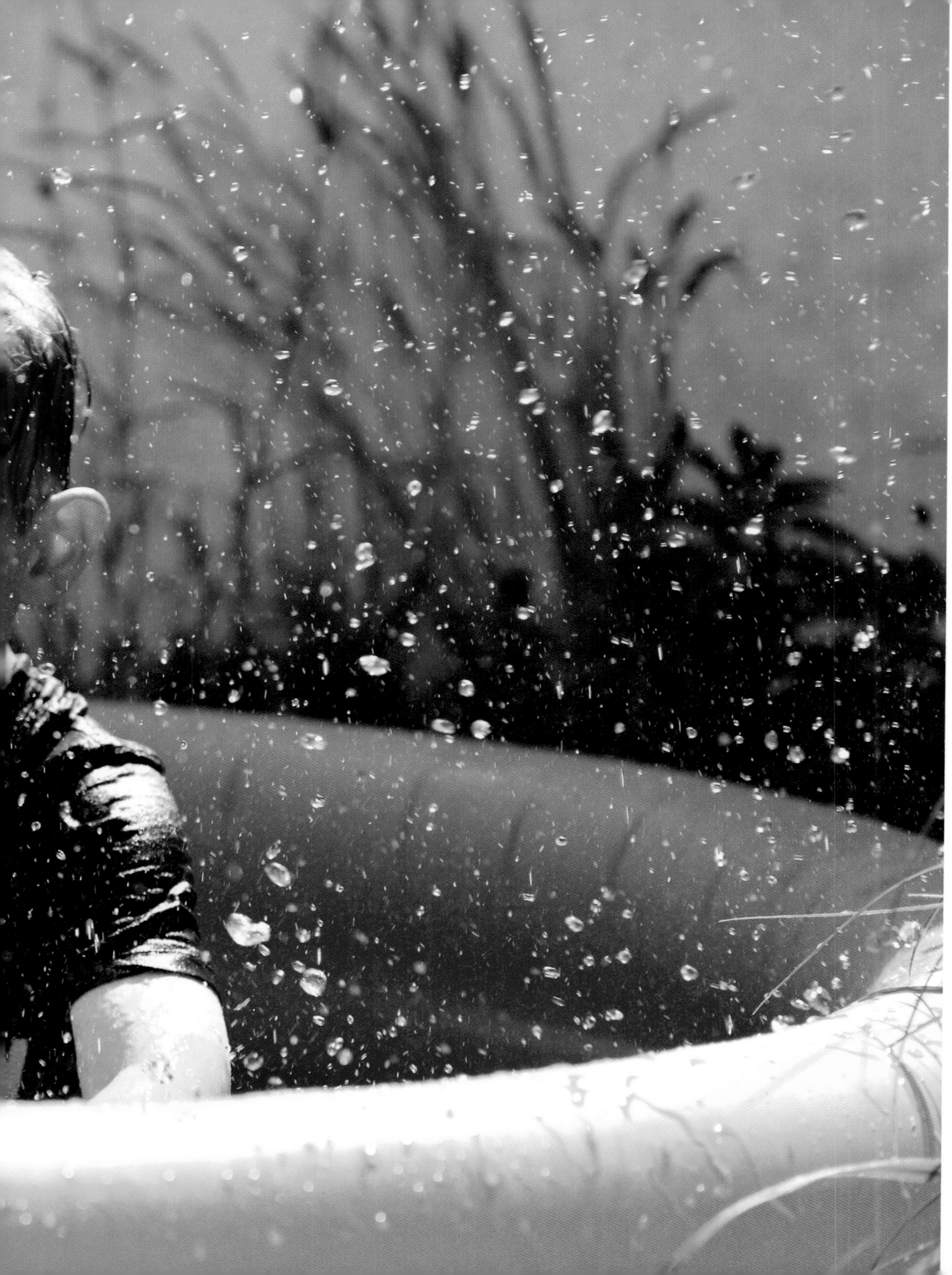

No. 19

腰痛のない成人の76%に、腰椎ヘルニアが。実は痛くない人が多くいます。

POINT!

童心に返った気持ちで見てみてください。

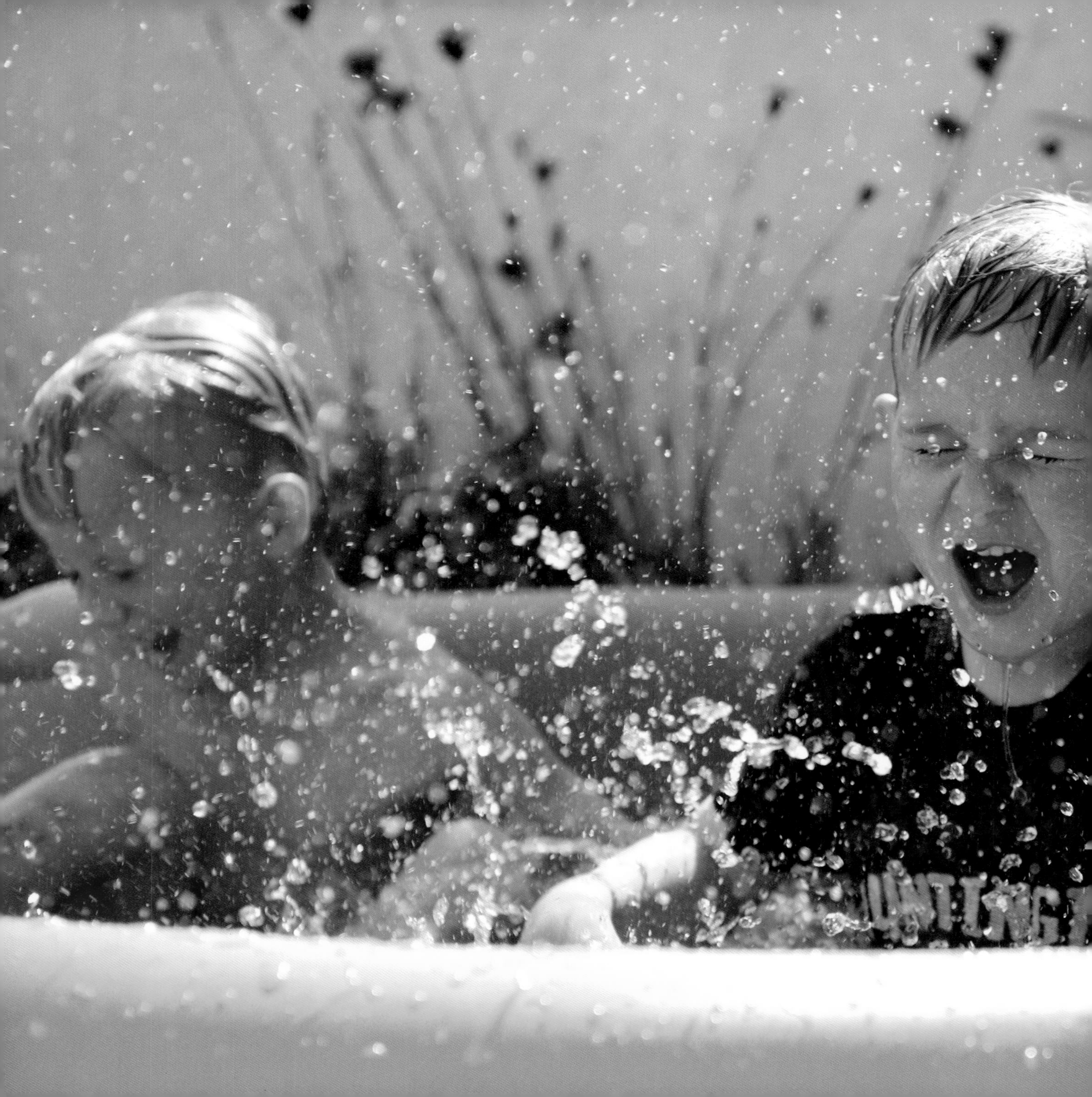

No.
20

50歳以上の90%は、首や腰の椎間板が傷んでるのに、痛みを感じていない人も。

POINT!

豪快なジャンプを堪能してください。

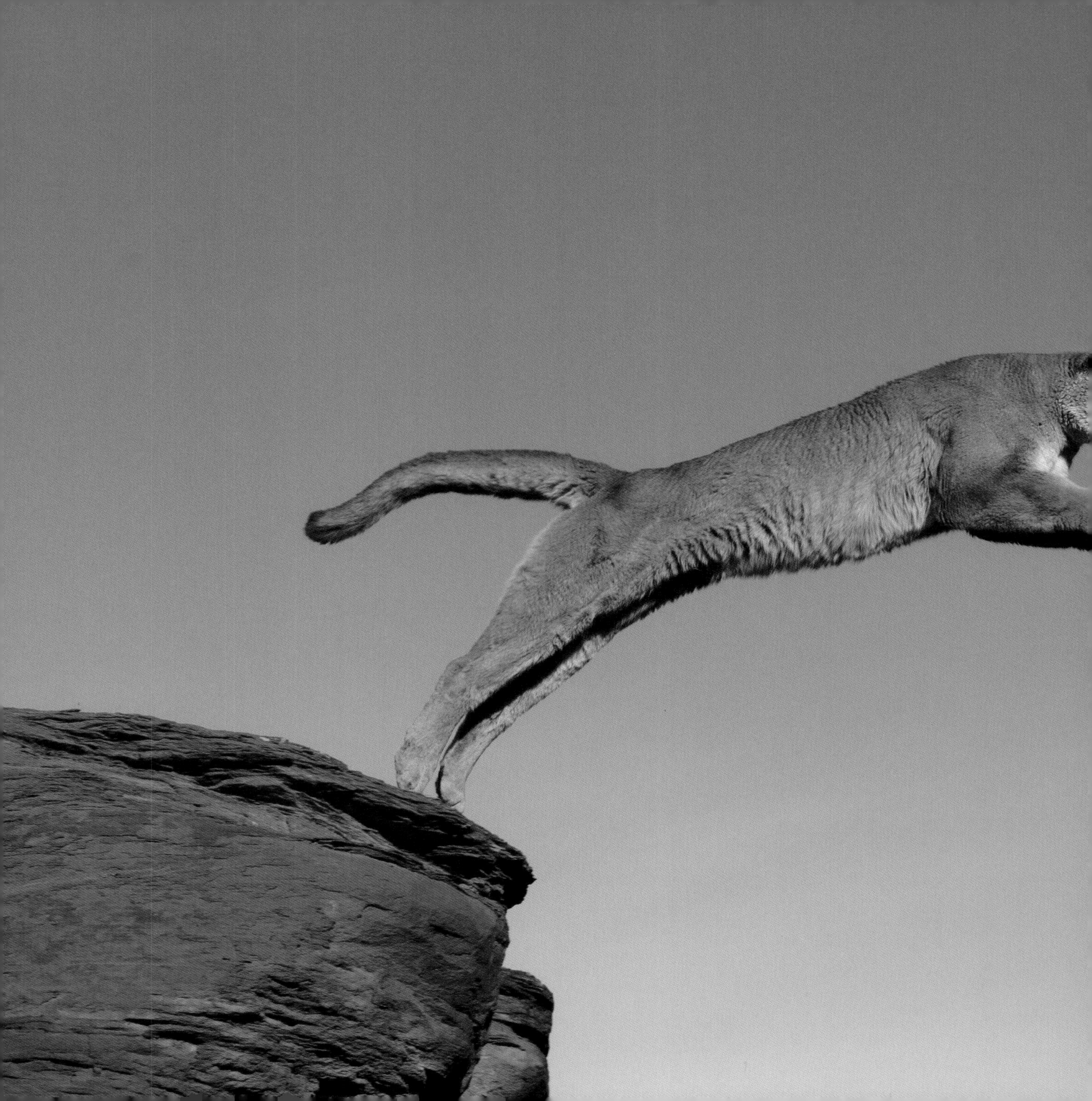

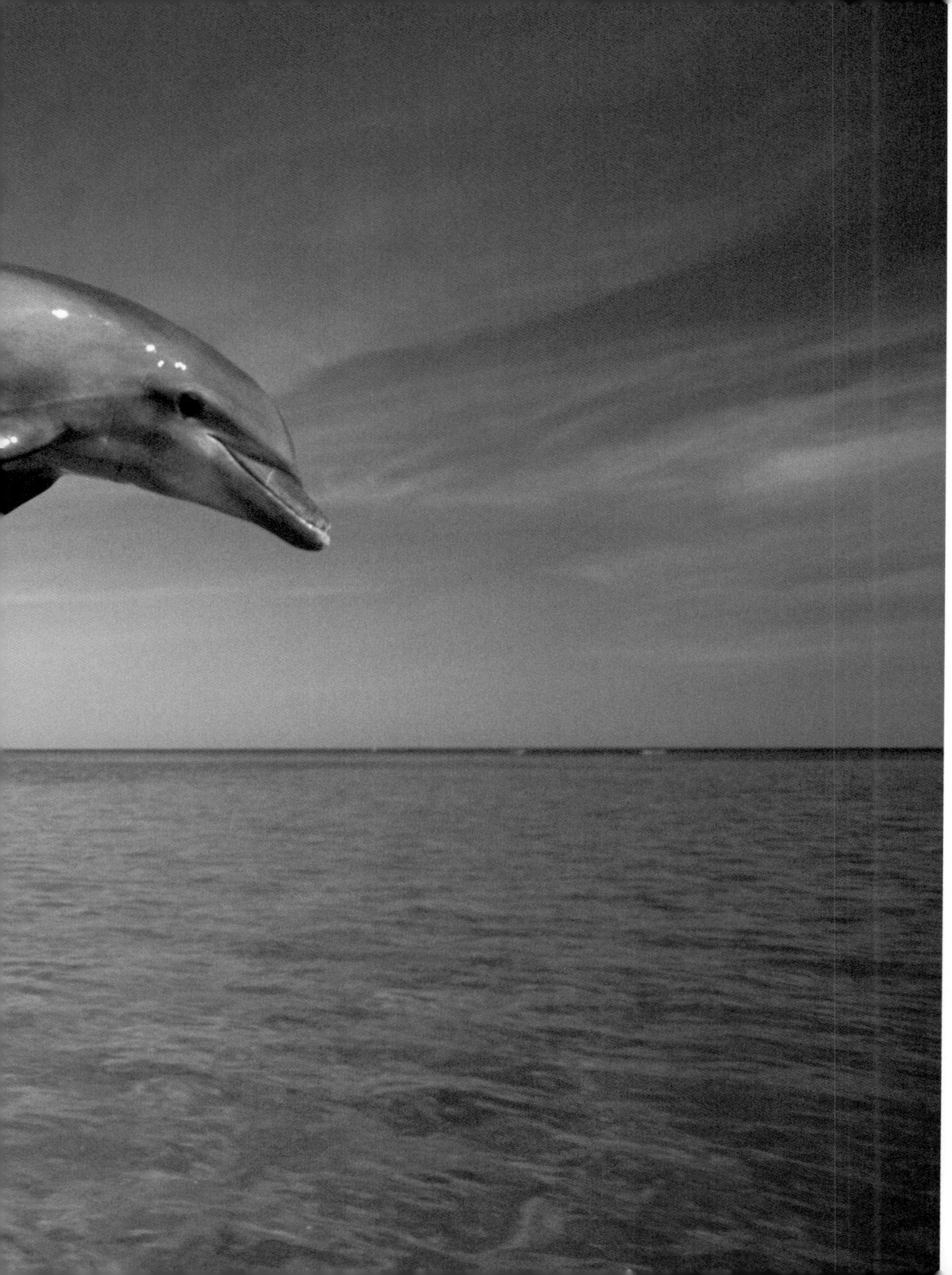

No. 21

あなたの脳は今、痛みにおびえています。だから、痛みを感じるのです。

POINT!

大海原を爽快に駆け抜ける気分を想像しながら、見てください。

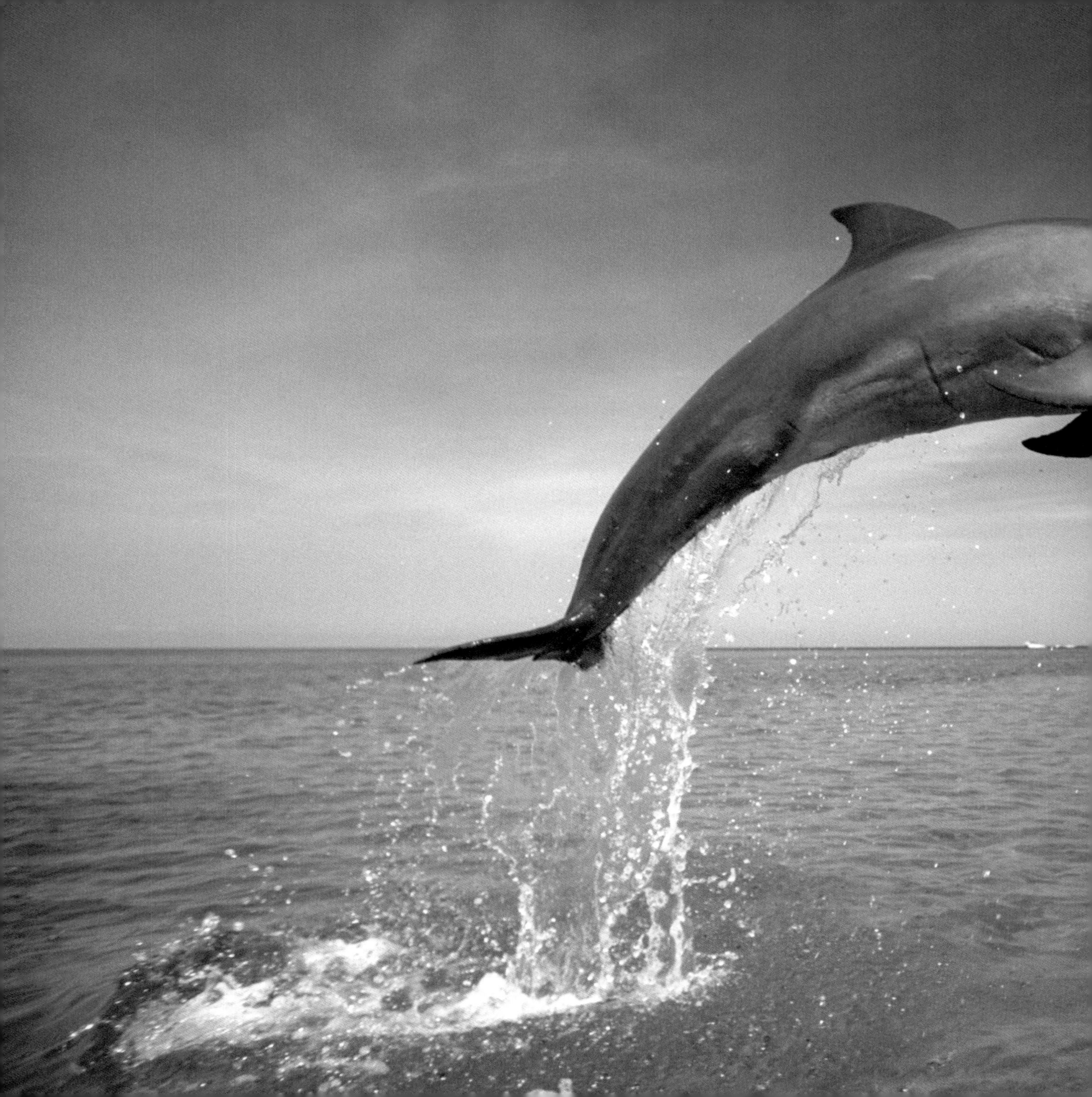

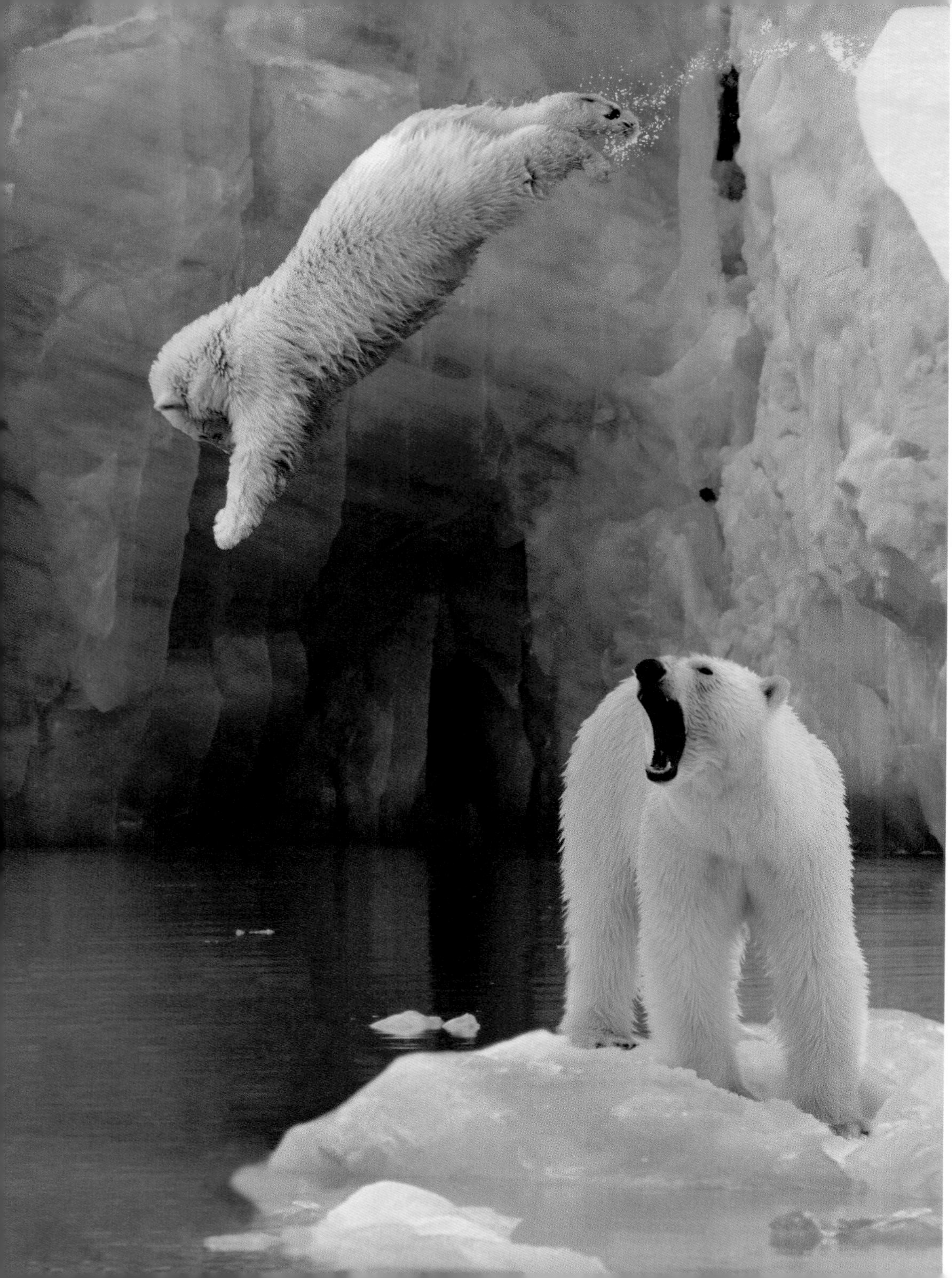

No.
22

脳が痛みにおびえていると、ちょっとした刺激や負担で痛み出します。

POINT!

いろいろと状況を想像しながら見てください。

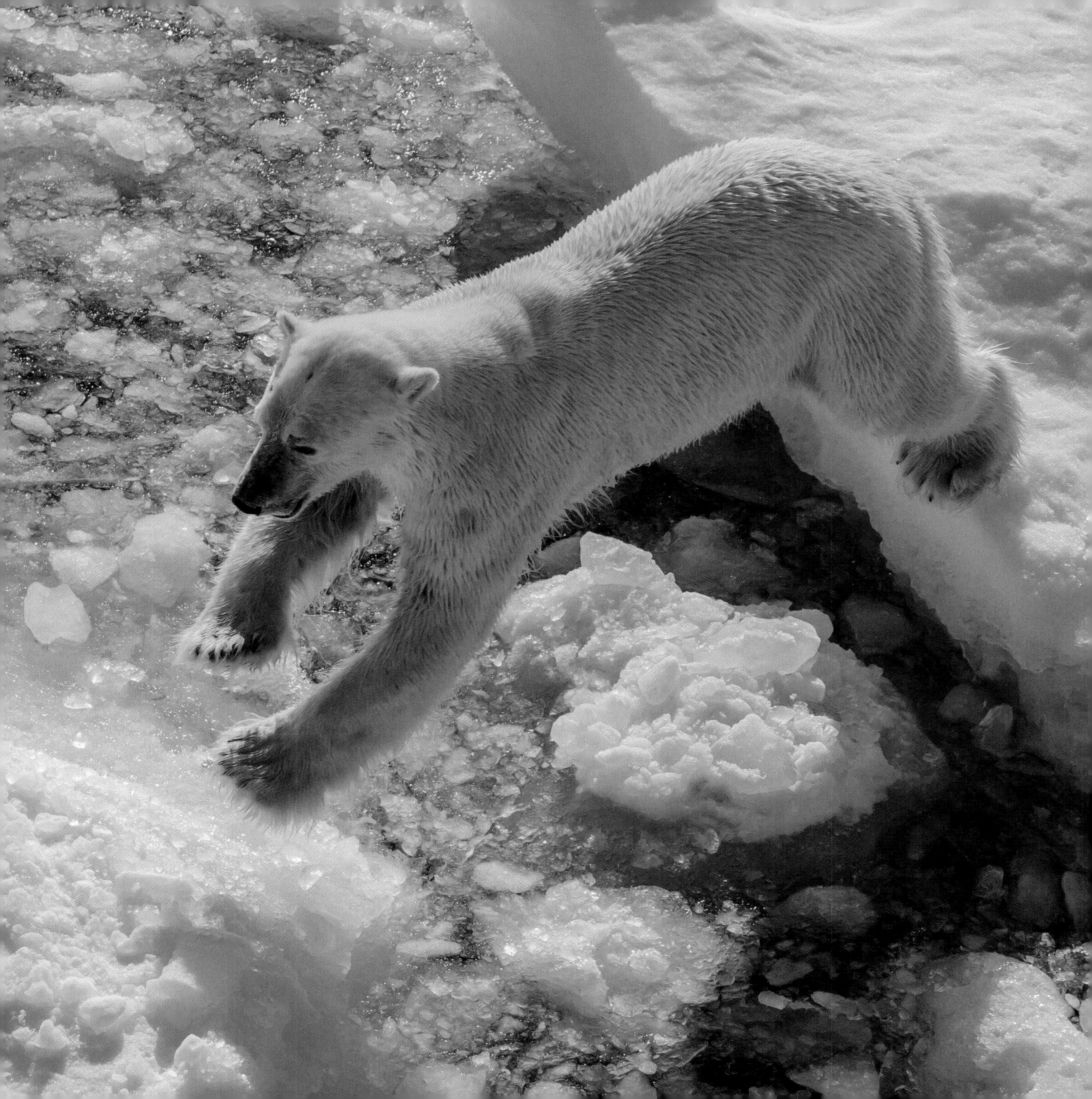

No.
23
脳が痛みにおびえた状態を治せば、驚くほど簡単に痛みは改善します。

POINT!

痛みが改善した自分を想像しながら見てください。

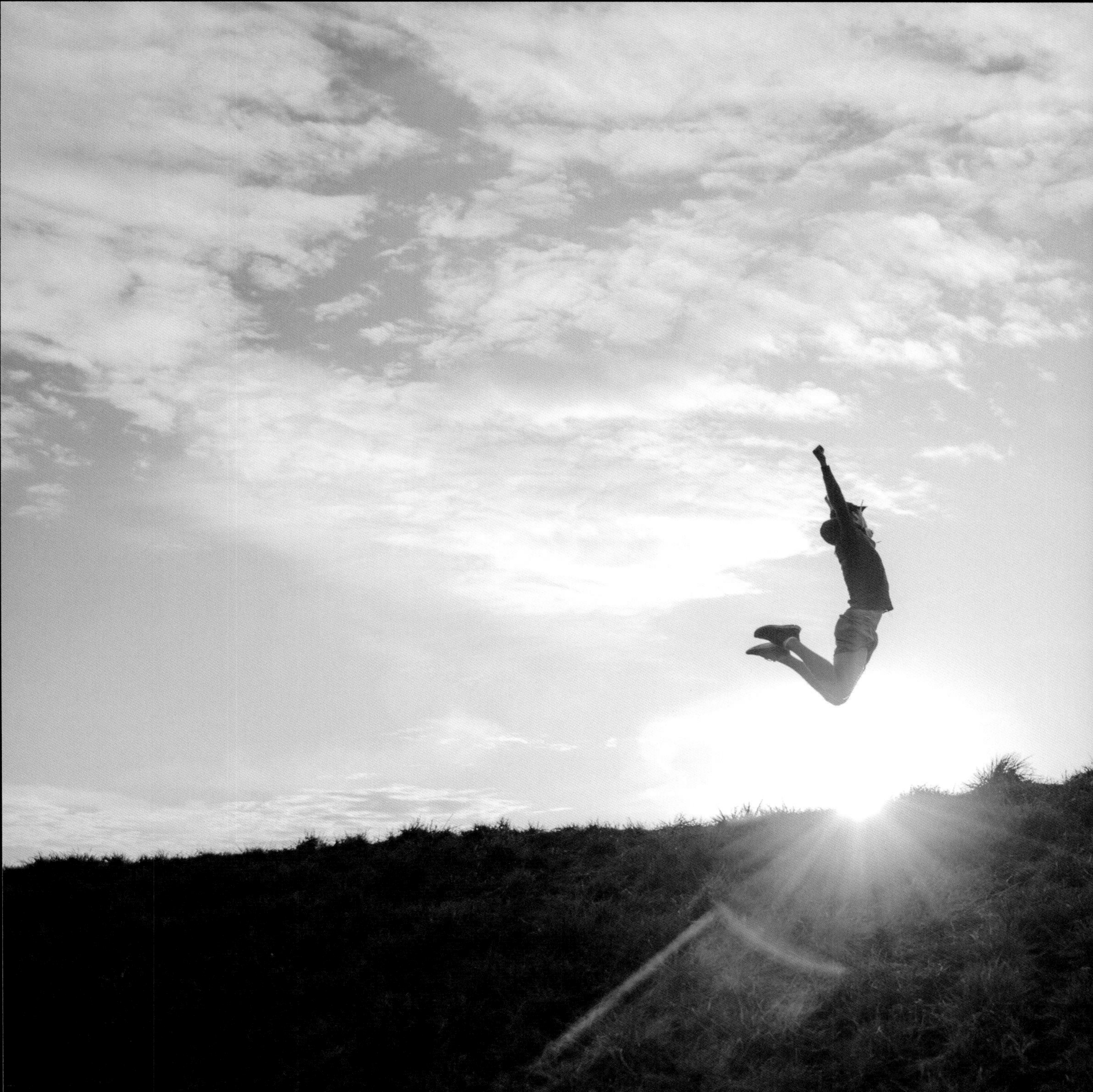

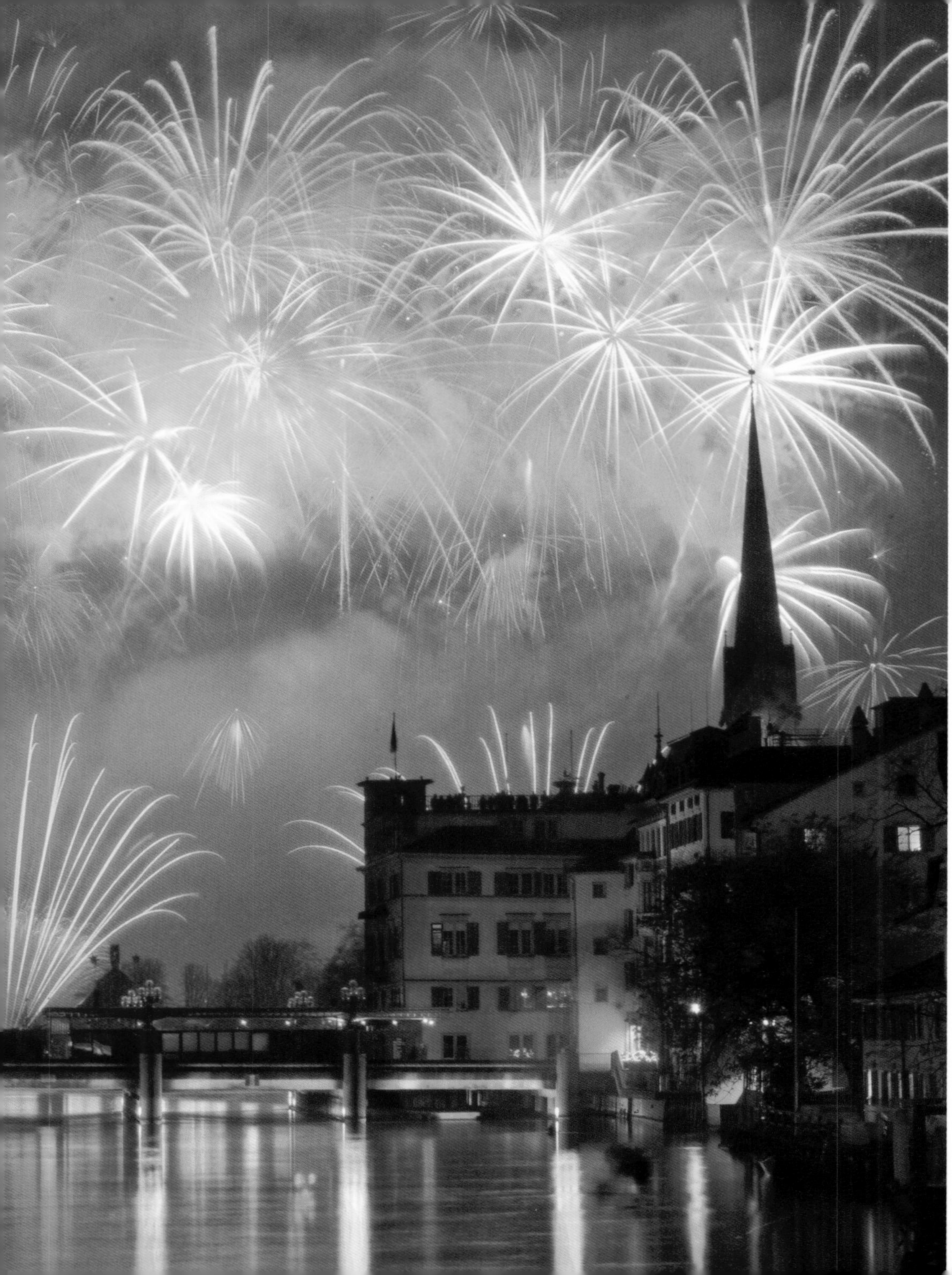

No.
24

安静にするのが一番ではありません。
あえて「痛いところを動かす」
ことが大切です。

POINT!

現地にいるような気分でぼーっと花火を見ましょう。

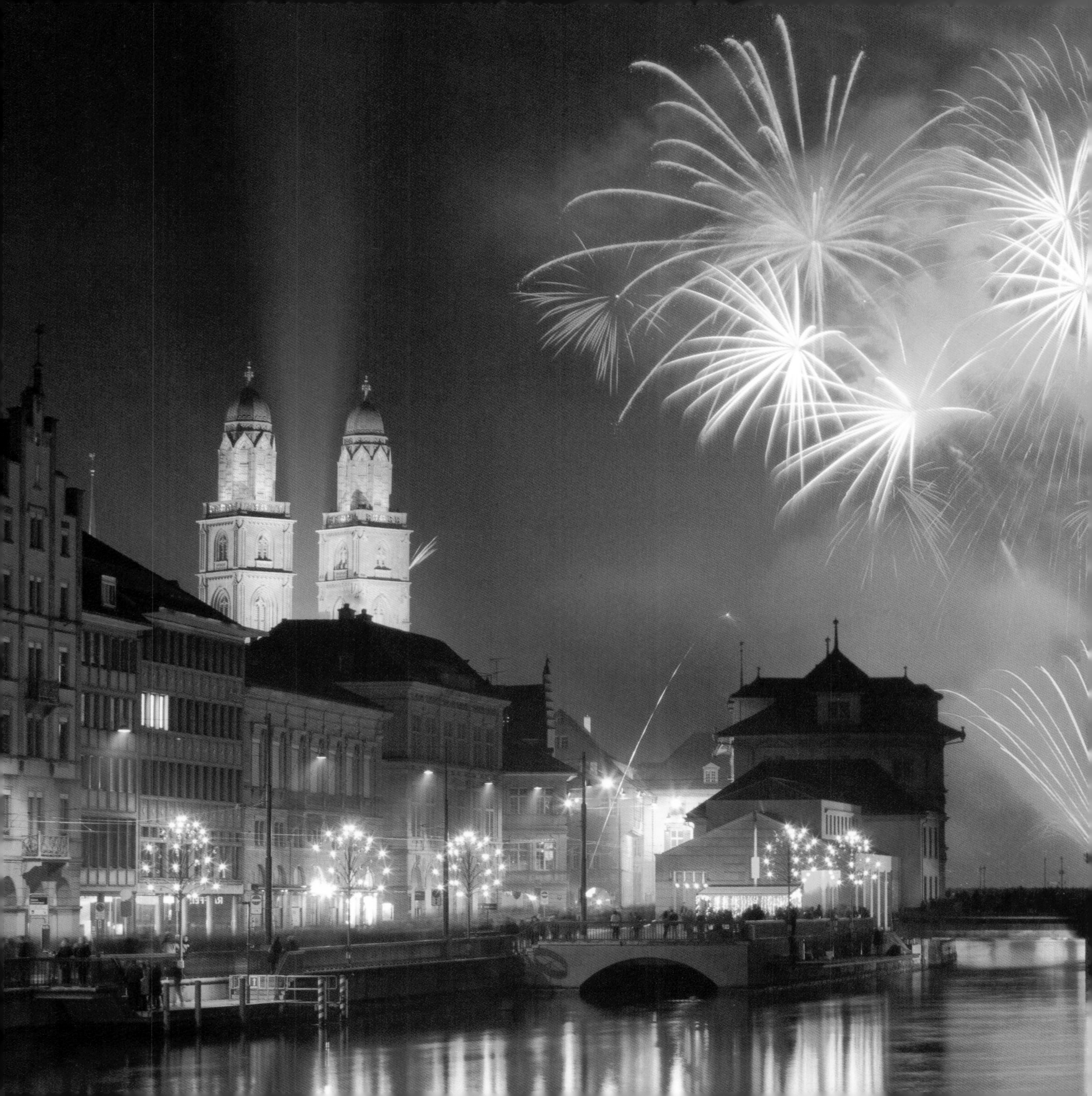

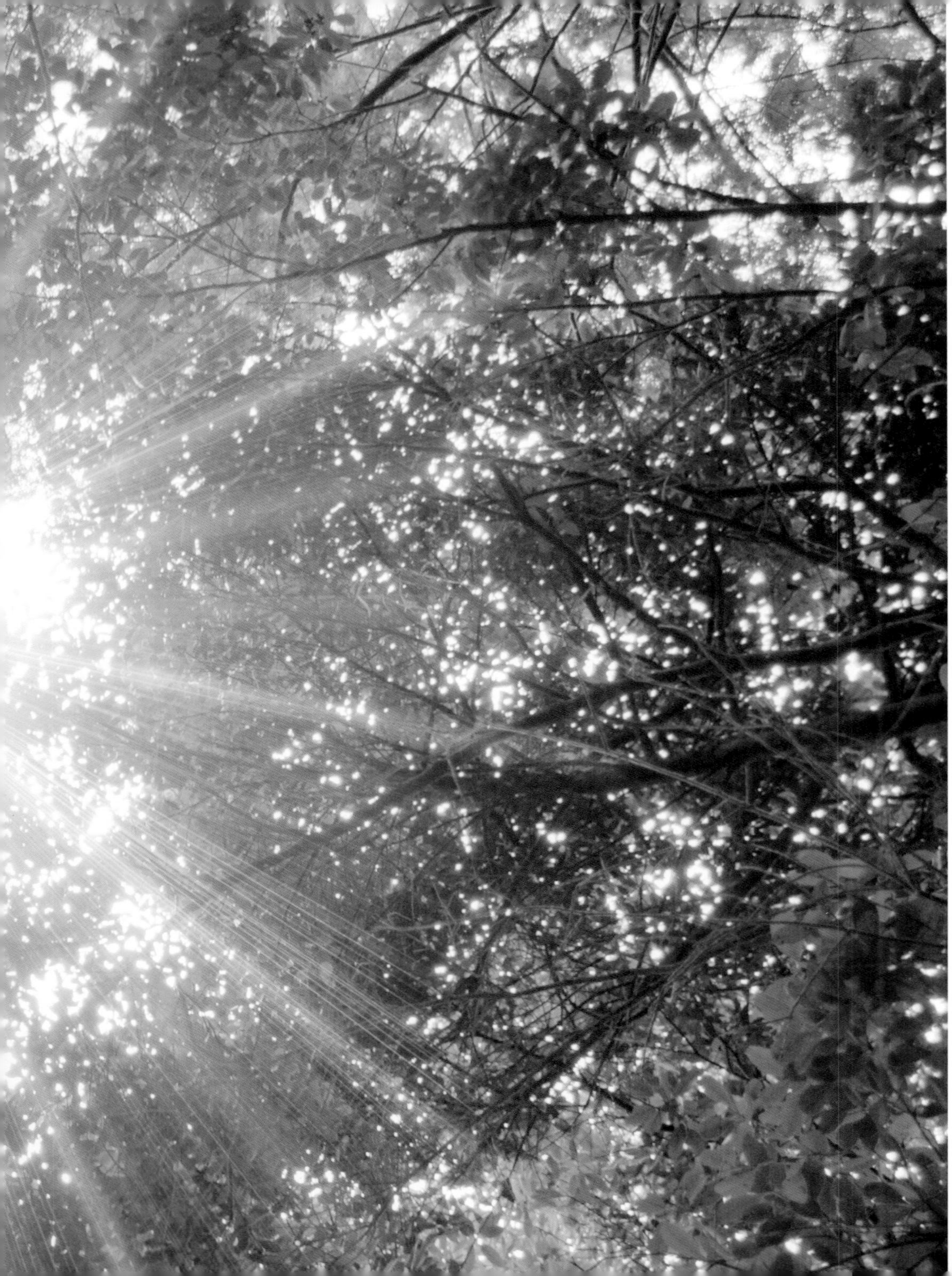

No.
25

誰もが痛みを治す仕組みをもっている。今日から少しずつ患部を動かしましょう。

POINT!

森の中にいるイメージで、ゆっくり深呼吸しながら見ましょう。

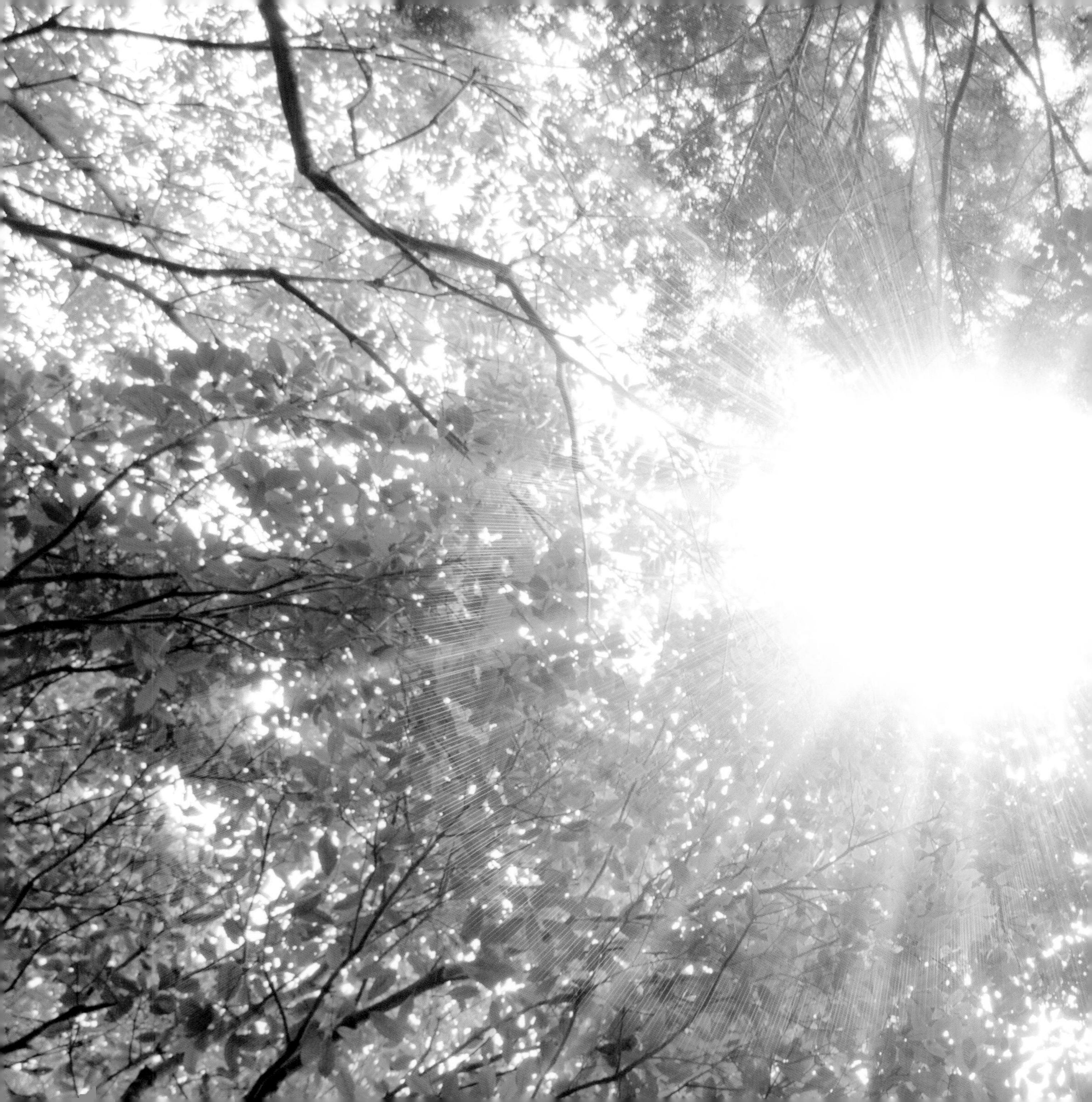

PART 5

ゲーム感覚で楽しめ、痛みが改善するすごい写真

写真に集中してクリアしてみてください。目標を持ち、達成することでも側坐核は活性化します。一度見て、答えを知っていても大丈夫。飽きるまで何度も見てください。できた！と感じることが大切です。

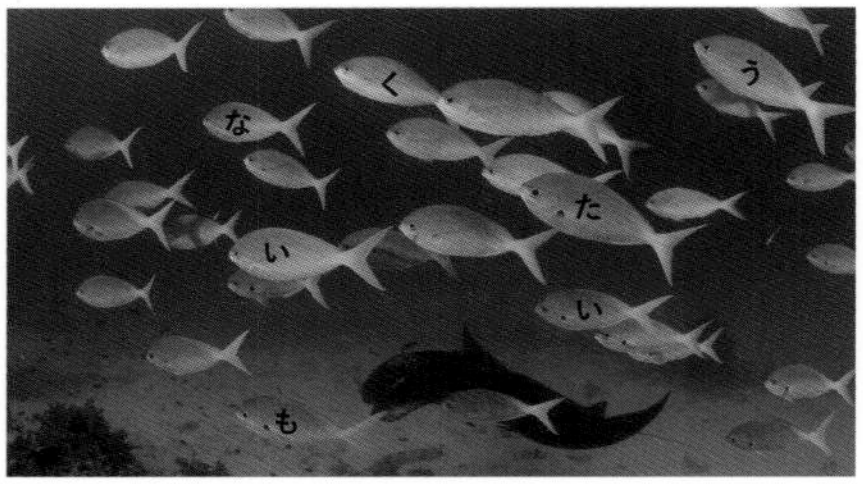

No. 26 並べ替えクイズ！

魚たちに書かれた7つの文字を、首を動かさずに目だけで追い、意味が通じる文章を作ってみましょう。

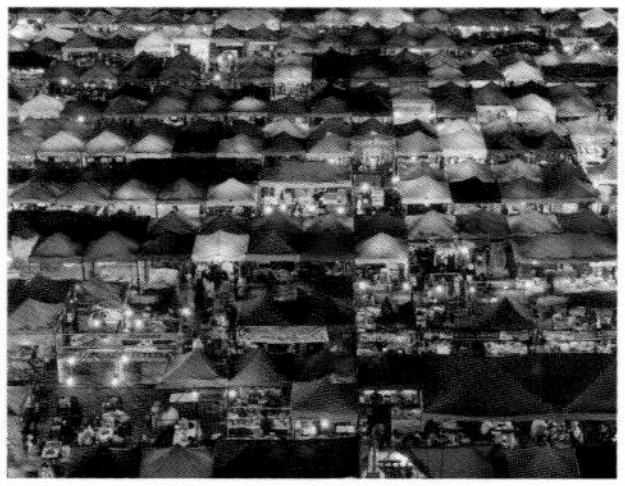

No. 27 緑色のテントはいくつ？

カラフルに並ぶテントの中には、緑色のテントがいくつあるでしょう？　隣り合ってわかりにくい場合は2つでカウントします。

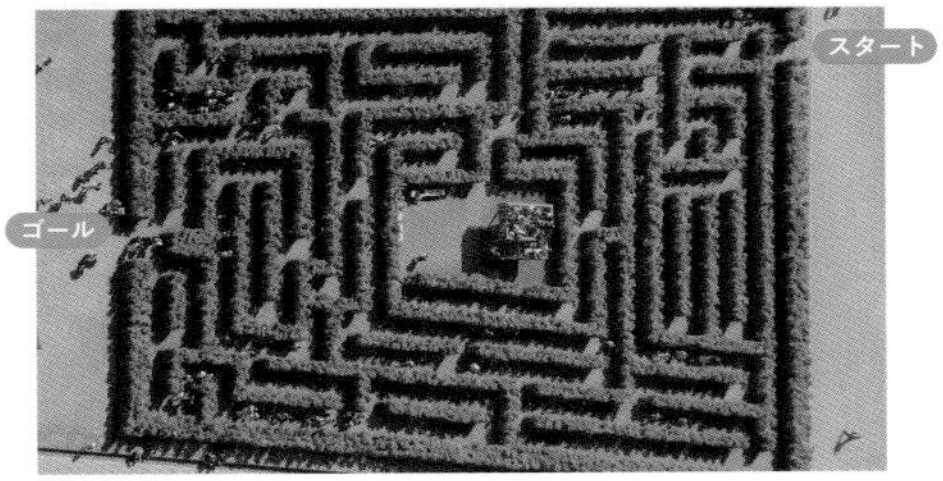

No. 28 巨大迷路を攻略せよ！

迷路です。スタートからゴールまで目でおいながら、集中してたどりつきましょう。人は障害物ではありません。

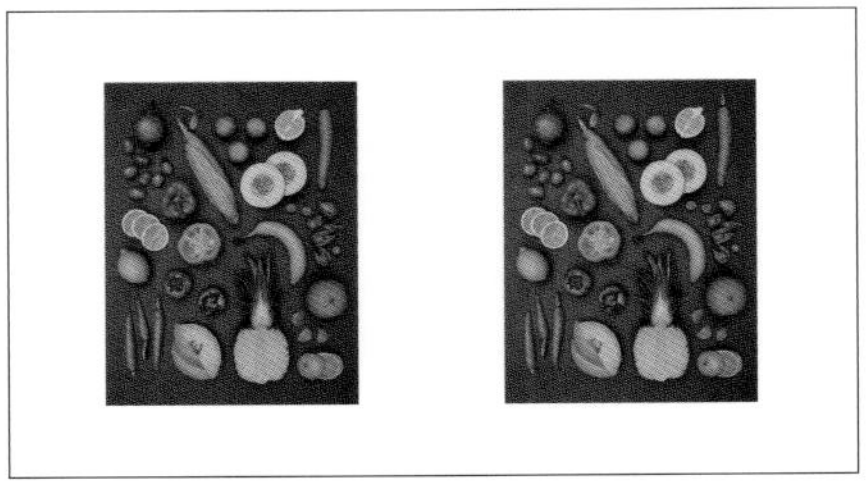

No. 29 間違い探し

左右の写真で異なる箇所が４つあります。色の明るさが違うというものはカウントせず、明らかに形が違うものを選んでください。

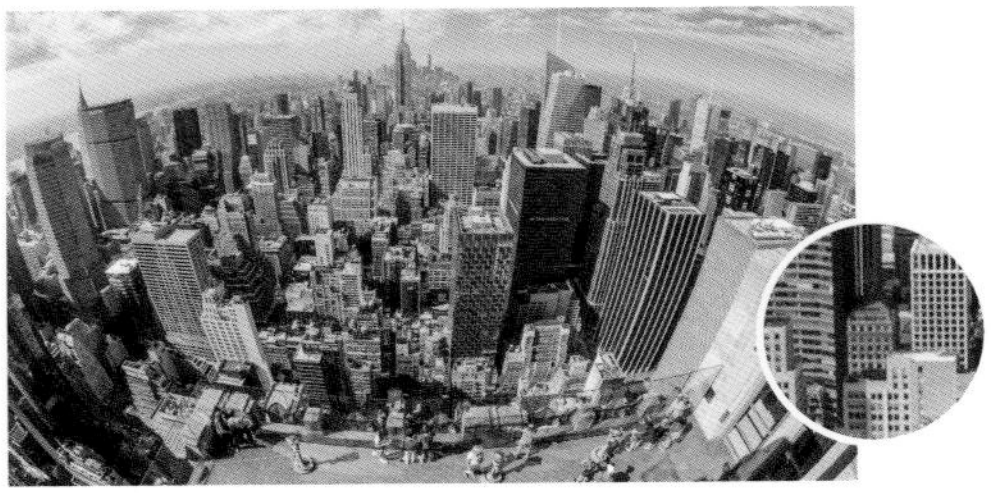

No. 30 ビルが見つからない！

右下の〇囲みの中にあるビルがどこにあるか探してみてください。見つからない場合は、イライラする前に答えをチェック！

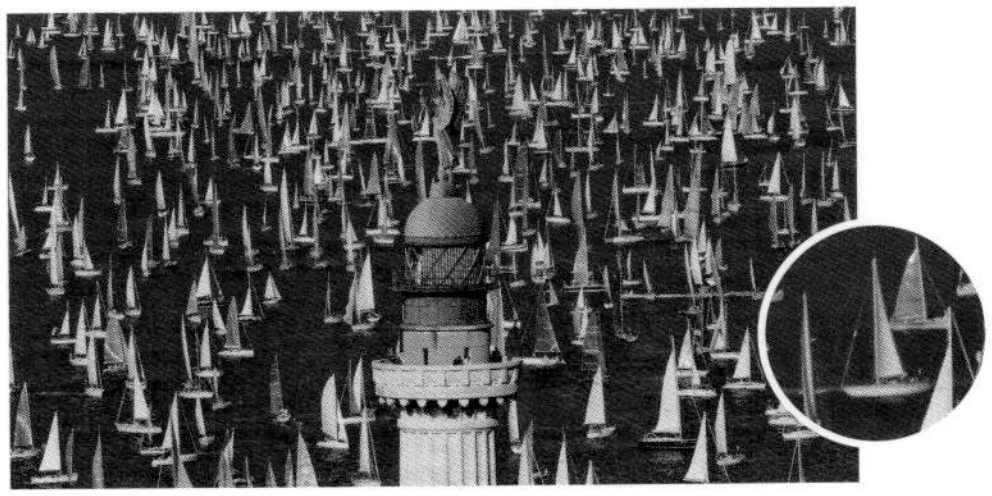

No. 31 私のヨットどこ？

右下の〇囲みのヨットを探してください。これも見つからない場合は、すぐに答えをチェック。イライラしたら逆効果です。

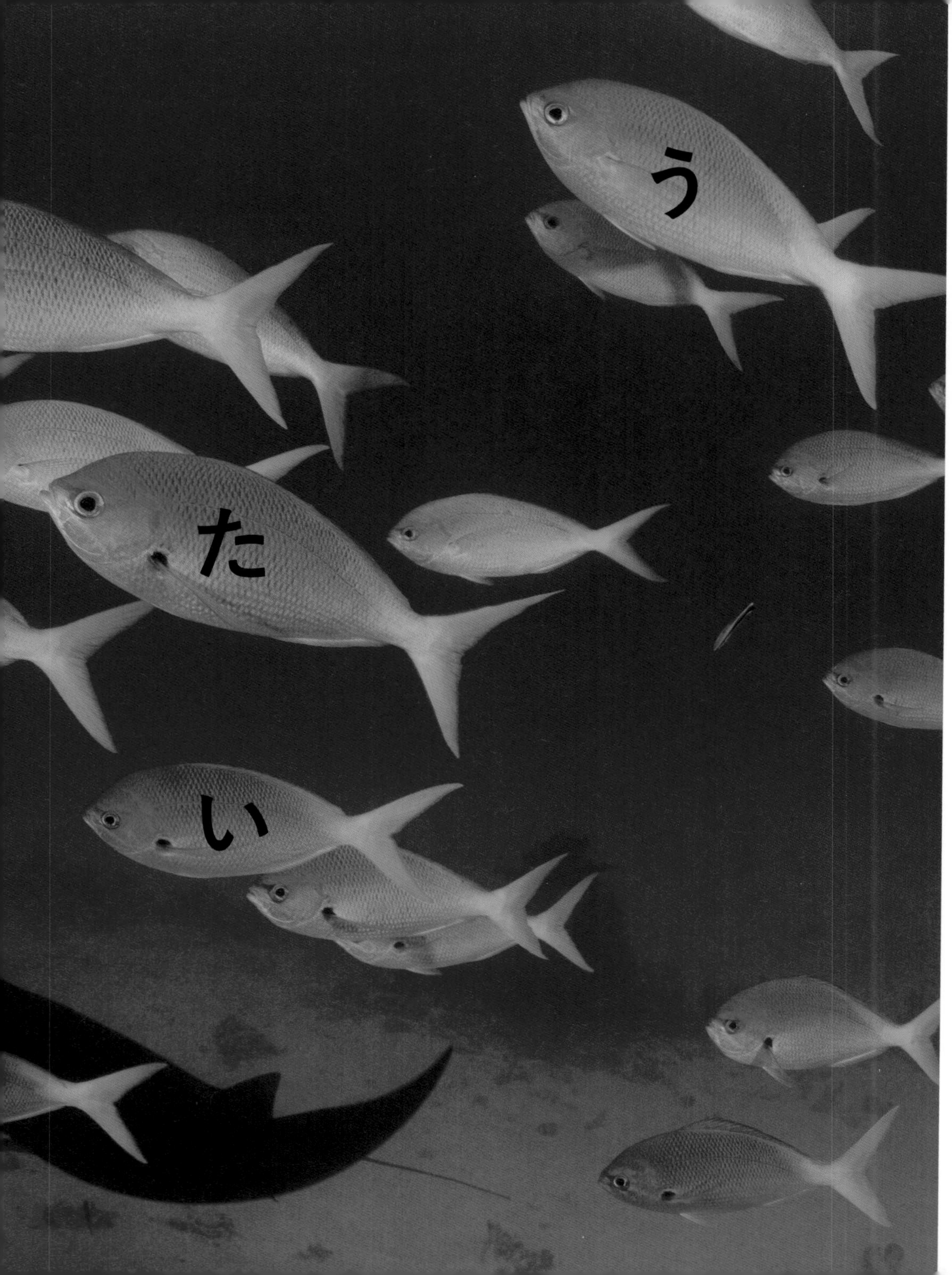

No.
26

体を少しずつ動かせば、脳が「動ける＝大丈夫＝それほど痛くない」と判断します。

POINT!

7つの言葉を目でたどりながら、意味のある文章を作ろう！（答えは111ページ）

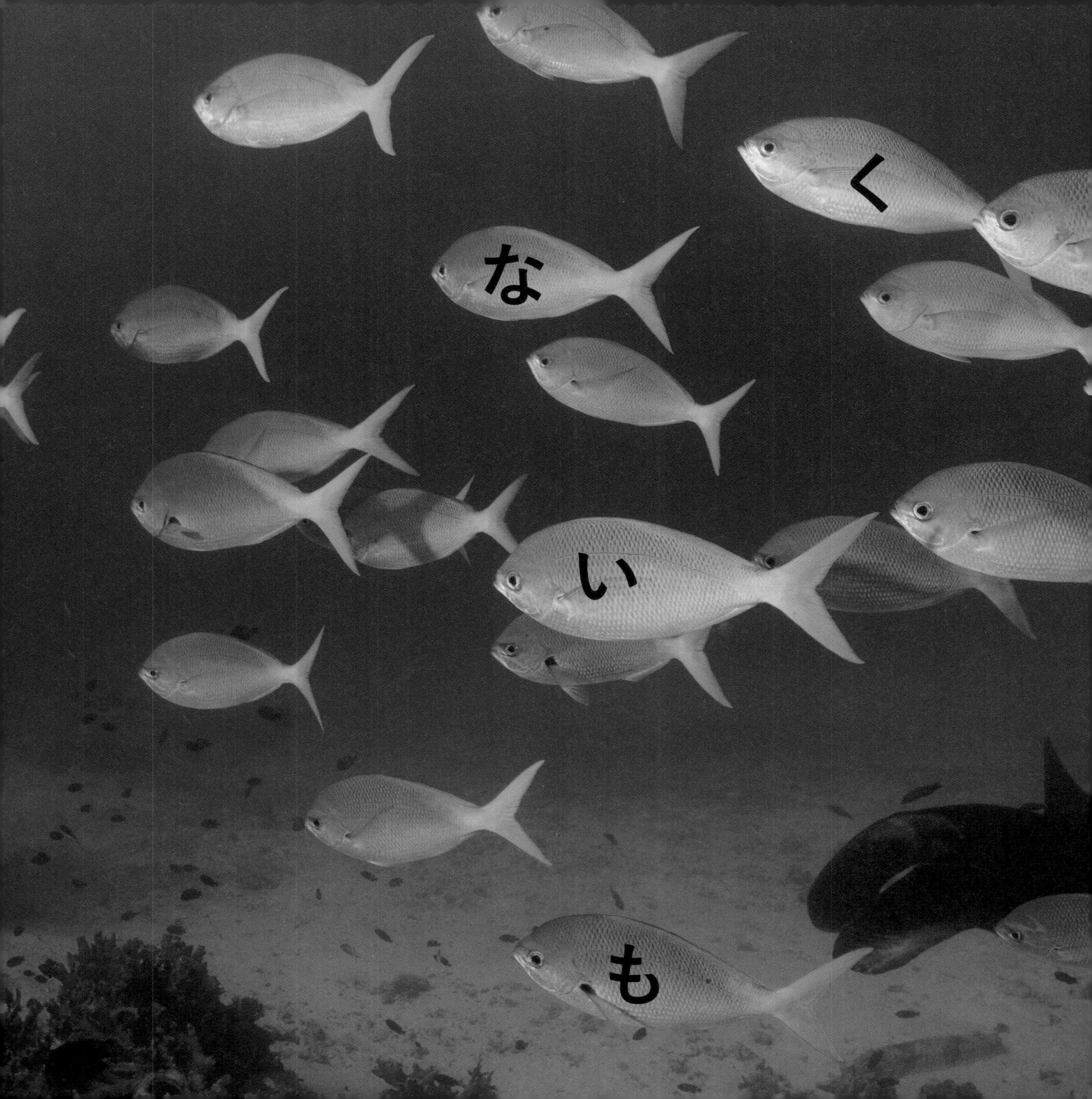
く
な
い
も

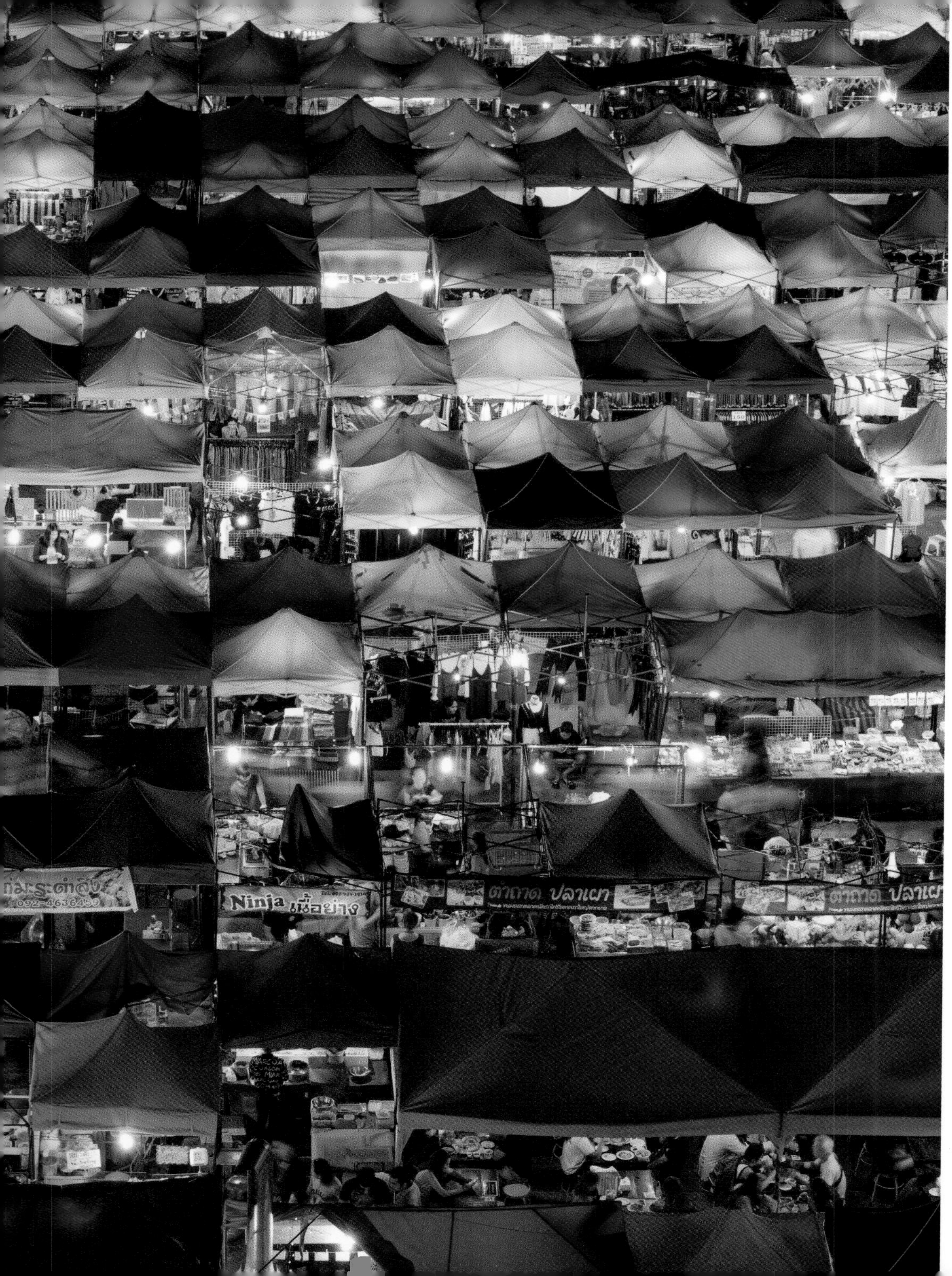

No.
27

脳の誤作動による、まぼろしの痛みに惑わされてはいけません。

POINT!

緑色のテントの数は？並んでいるテントは2つでカウント！（答は111ページ）

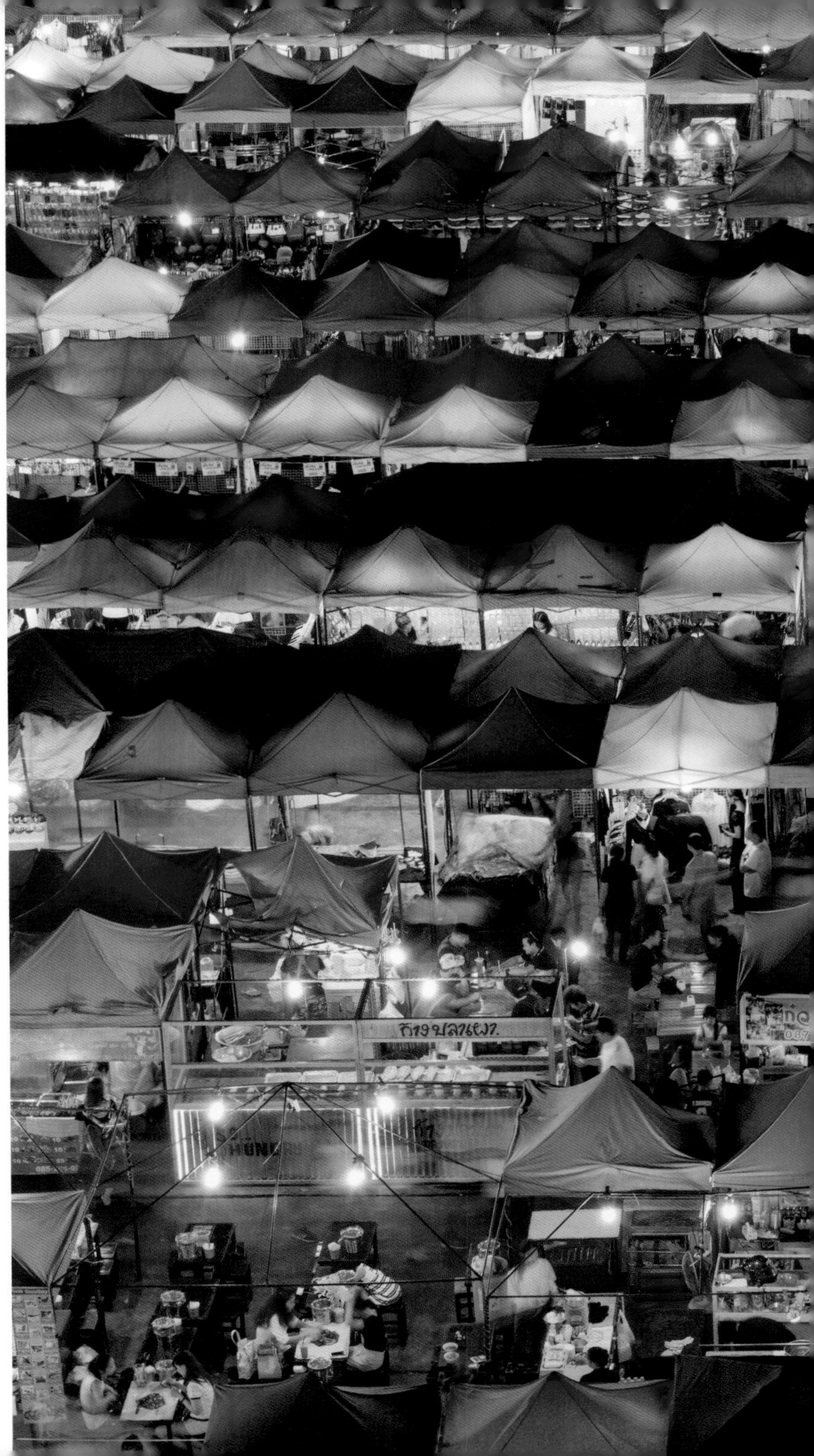

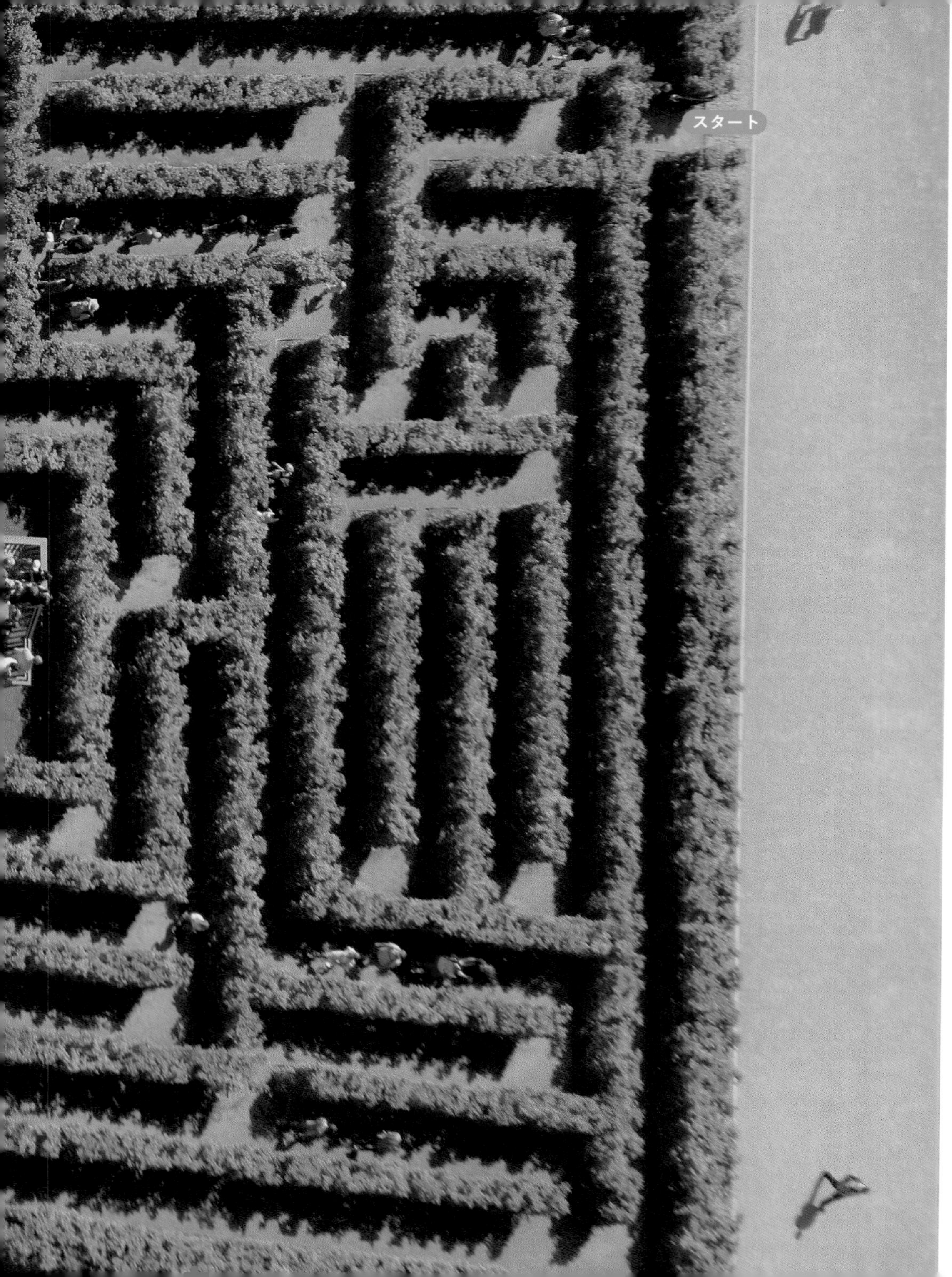

No.
28

体から脳を治してあげるイメージを持とう。痛いところを動かそう。

POINT!

最短距離でスタートからゴールまで行こう！　人は気にせずに！（答えは111ページ）

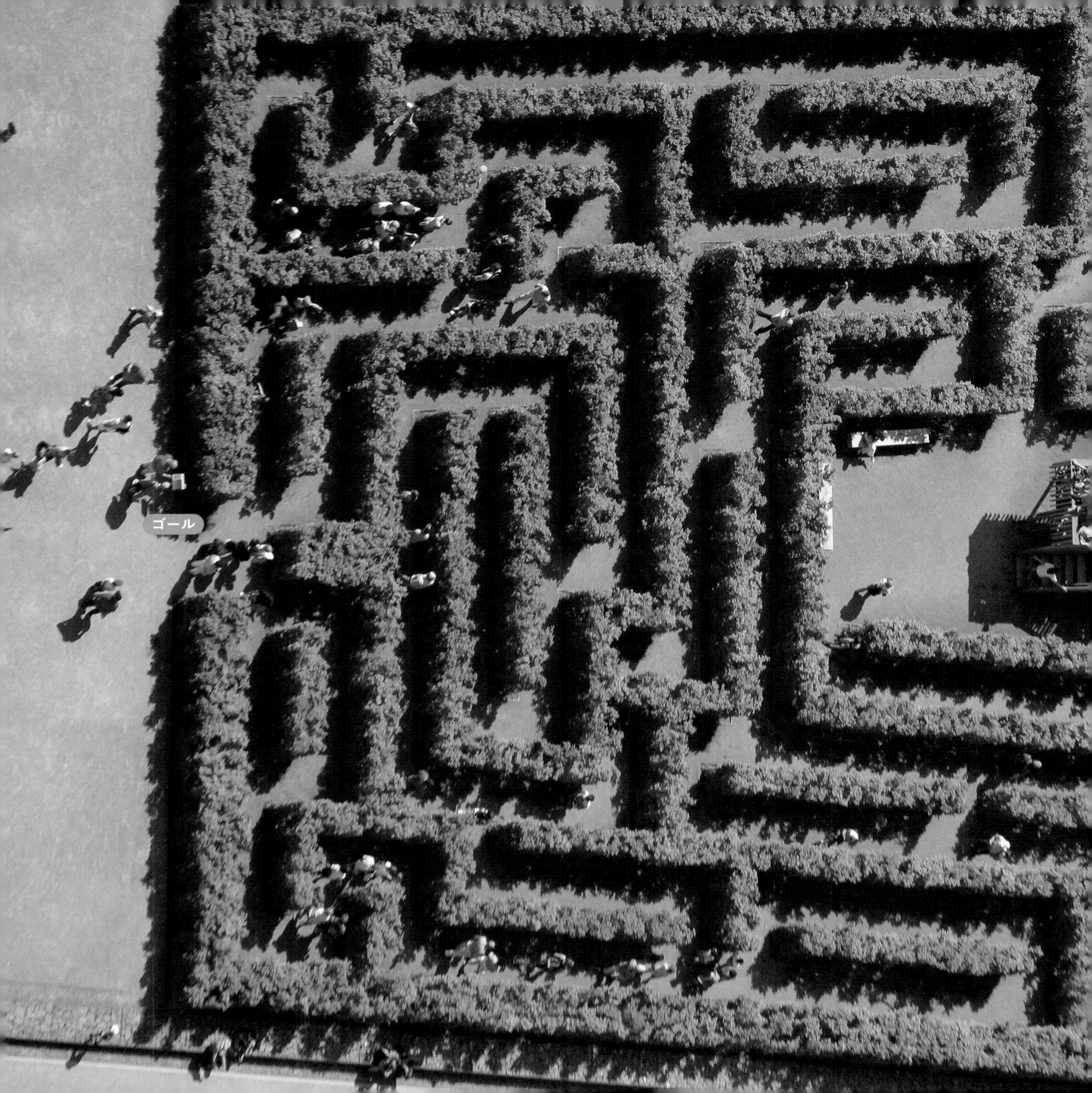
ゴール

No.
29

脳の血流量がアップするので、ウォーキングなどの有酸素運動はおすすめです。

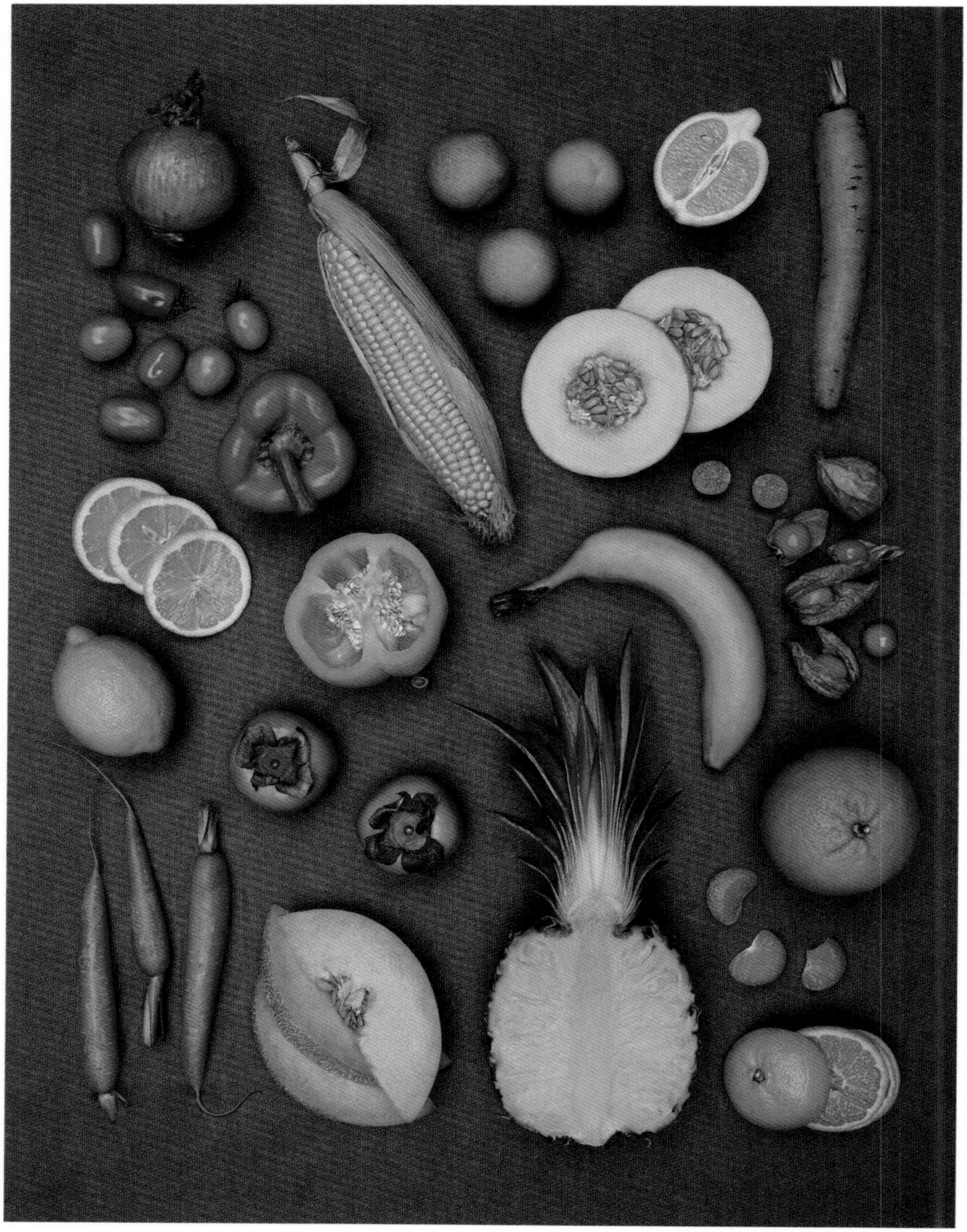

POINT!

右の写真と左の写真で異なるところを４つ見つけましょう！（答えは111ページ）

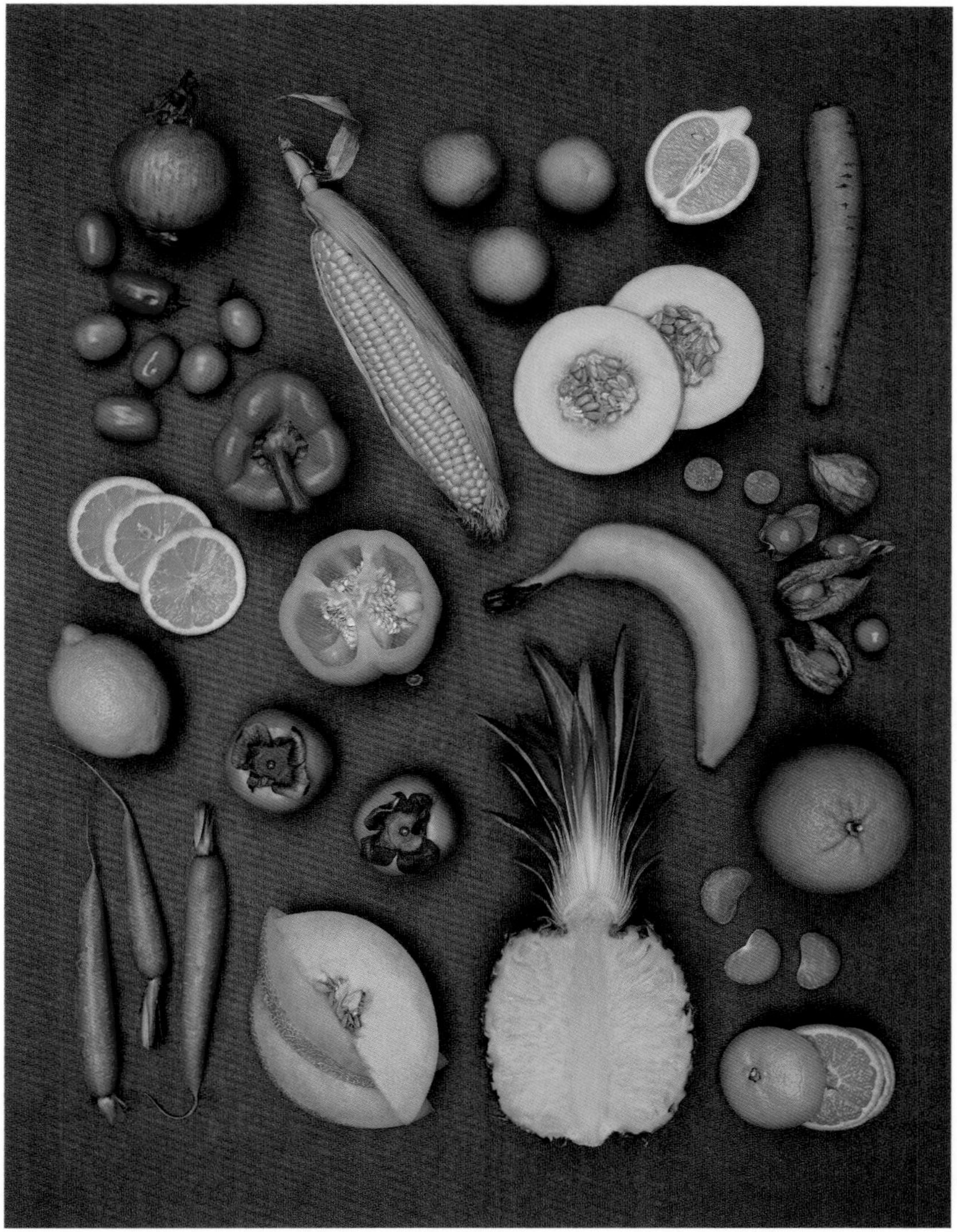

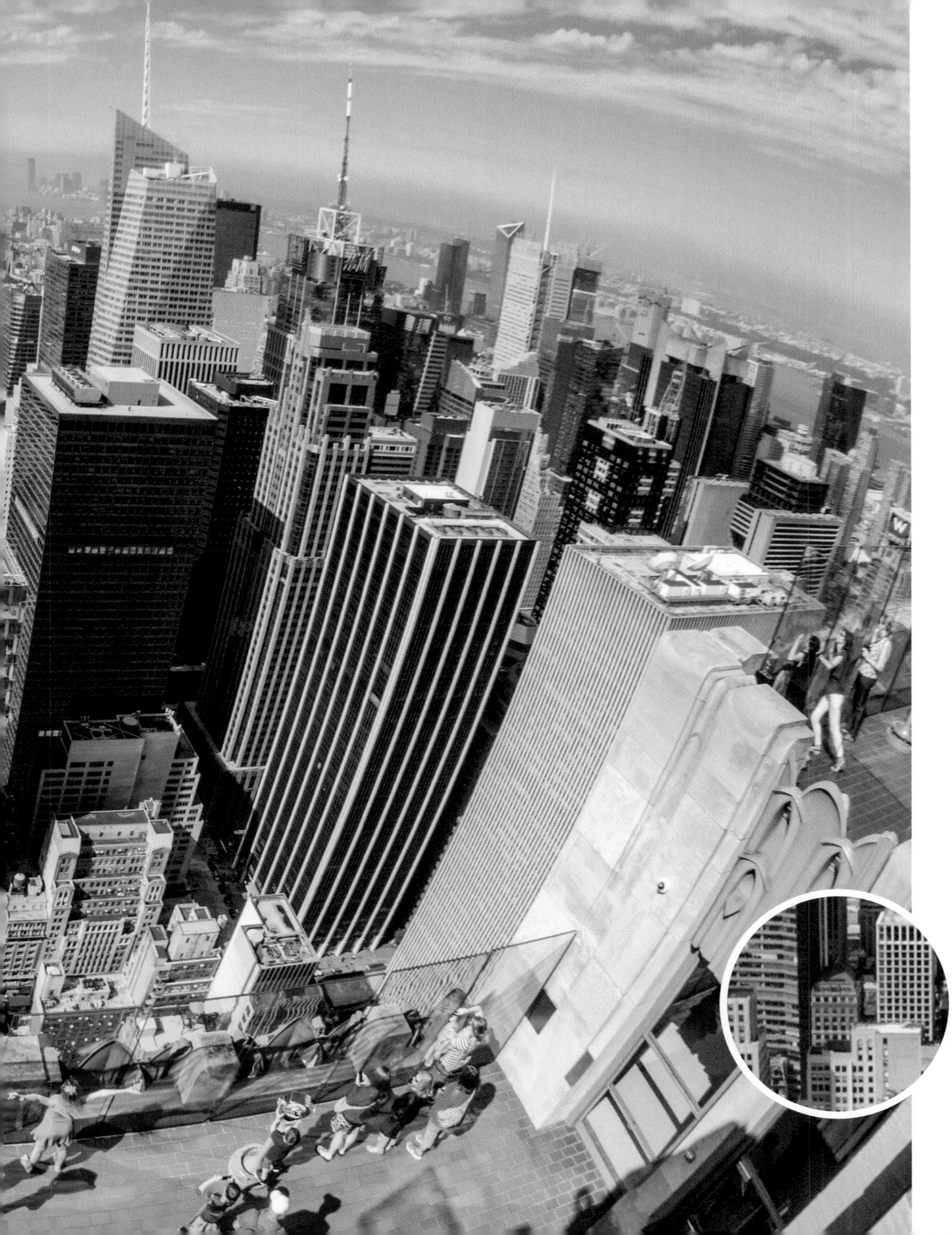

No.

30

誤作動を起こした脳に、私たちのほうから「痛くない」ことを伝えてやるのです。

POINT!

このビルはどこにありますか？（答えは111ページ）

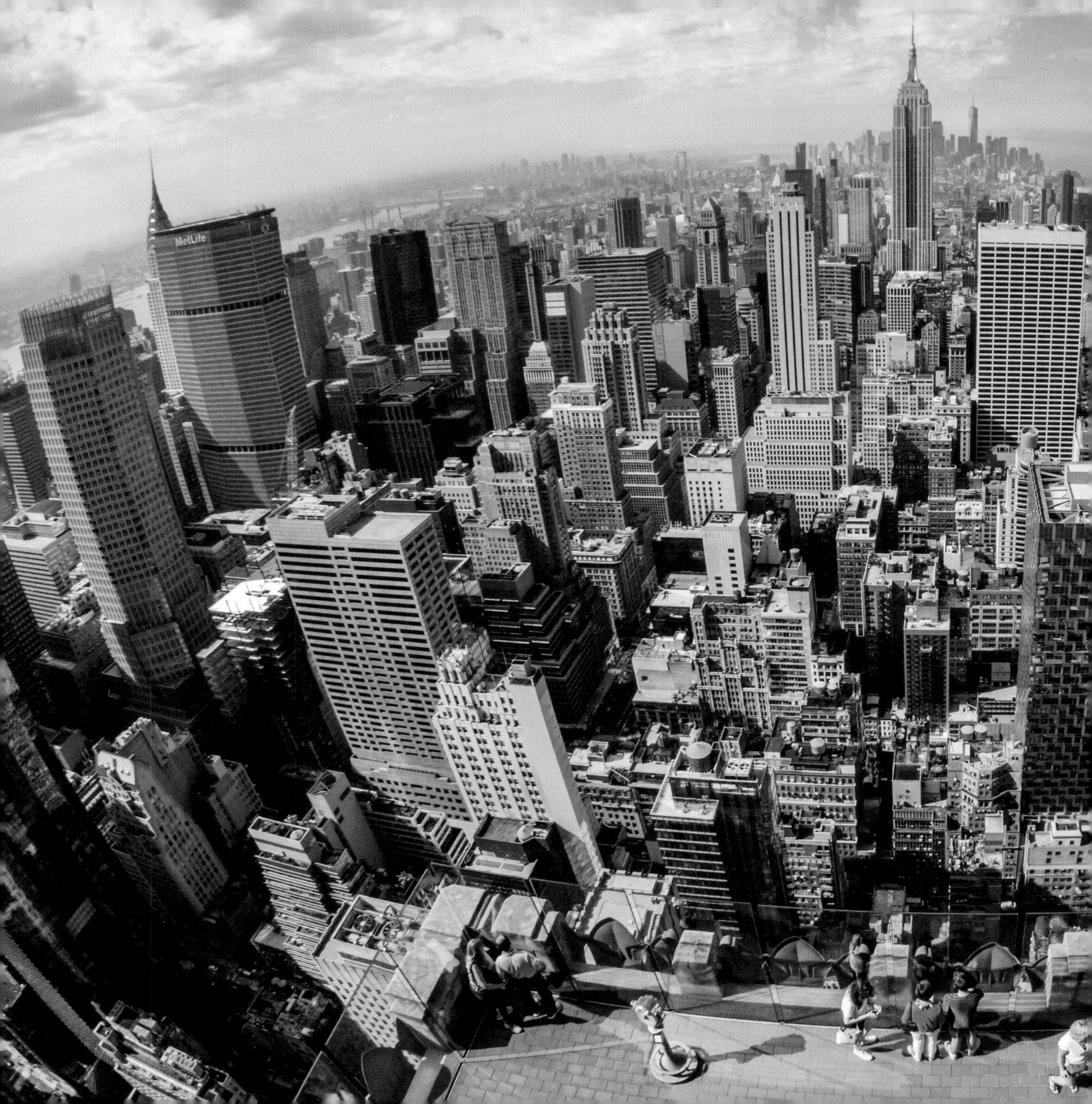
MetLife

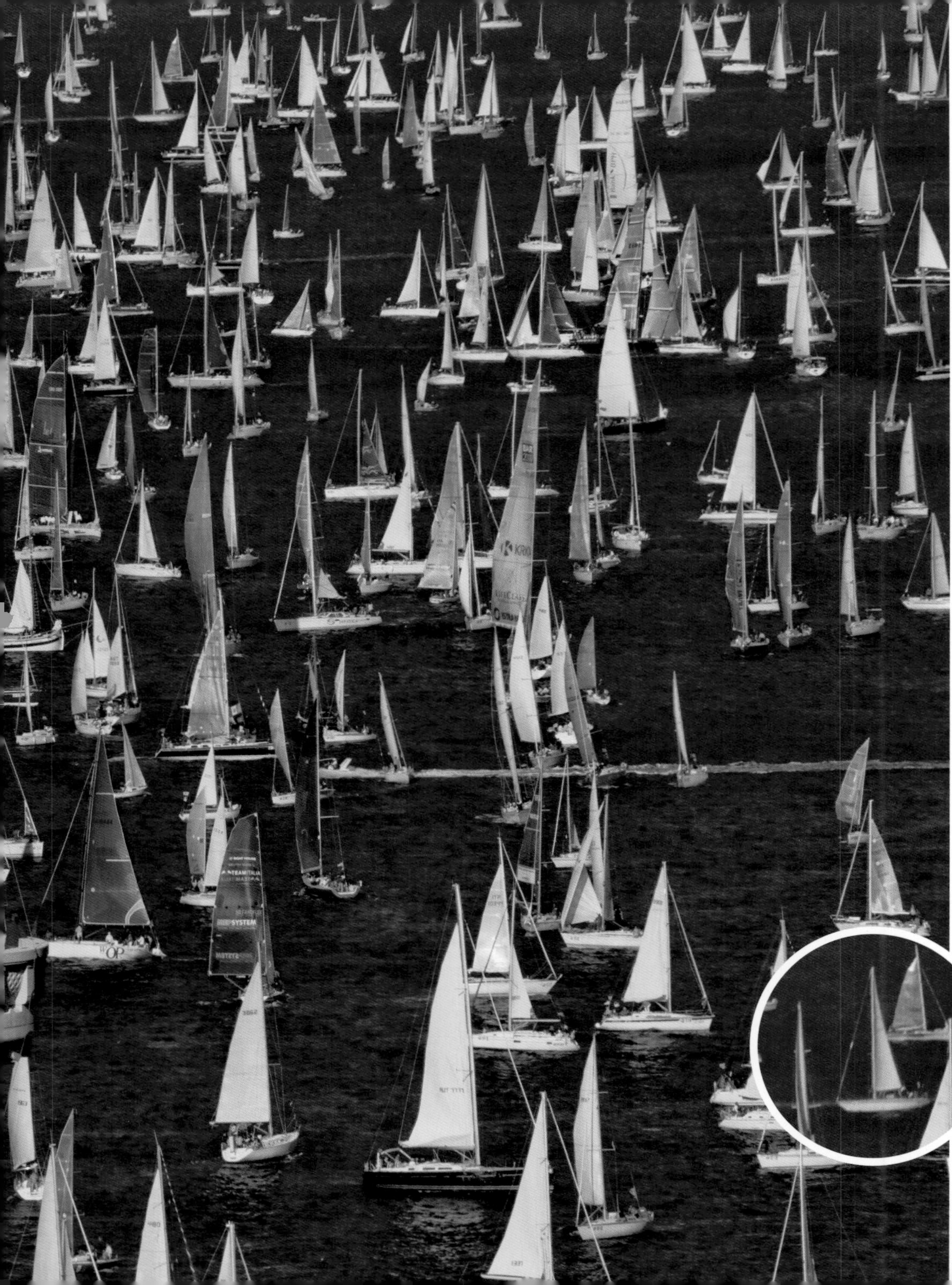

No.
31

痛みがとれないあなたは、大きなストレスを抱えているのかもしれません。

POINT!

このヨットたちはどこにいますか？ （答えは111ページ）

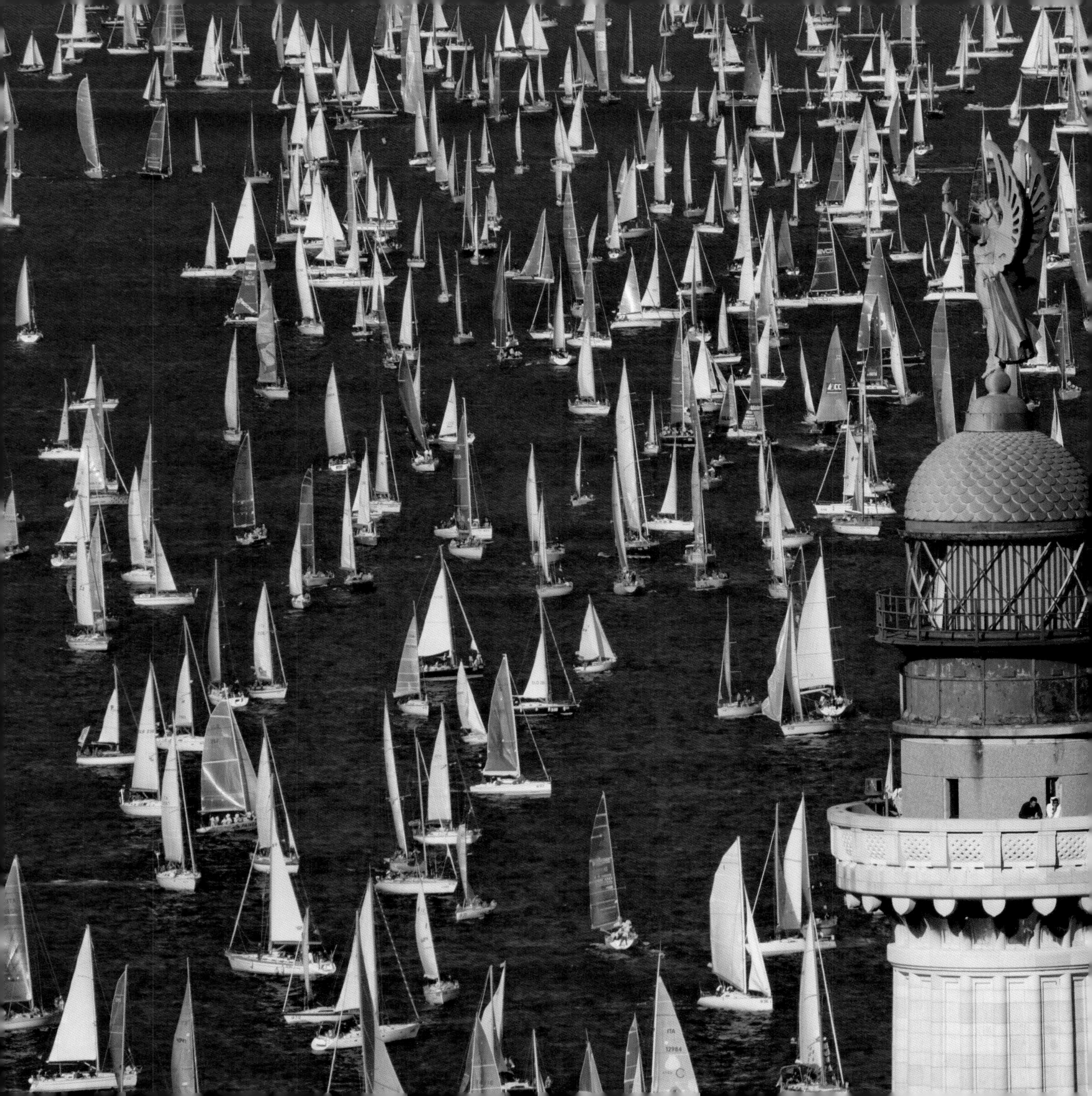

痛みがさらに改善する
「痛みスッキリ習慣」BEST3

しつこい痛みをとるために、すごい写真を継続して見ることにプラスして、ぜひ日々の生活に習慣化してほしいこと3つをご紹介します。

01 簡単だから続けられる 20秒伸ばすだけストレッチ

このストレッチは、筋肉を伸ばすというよりも「痛いのに体を動かせた」「動かしても大丈夫なんだ」ということを、体から脳に教えてあげることが目的です。朝、起き抜けに20秒、寝る前に20秒、1日に2回やれば十分です。動きも「え？　これで効果あるの?」と思うくらい簡単ですが、続けることでだんだんと痛みは弱まっていきます。

首が痛いとき

首を後ろにそらし、ジワーッとゆっくり20秒伸ばし、戻します。

POINT!
無理をせず、できるところまでで結構です。少しずつ範囲を広げていきましょう。痛みを感じたらすぐやめましょう。

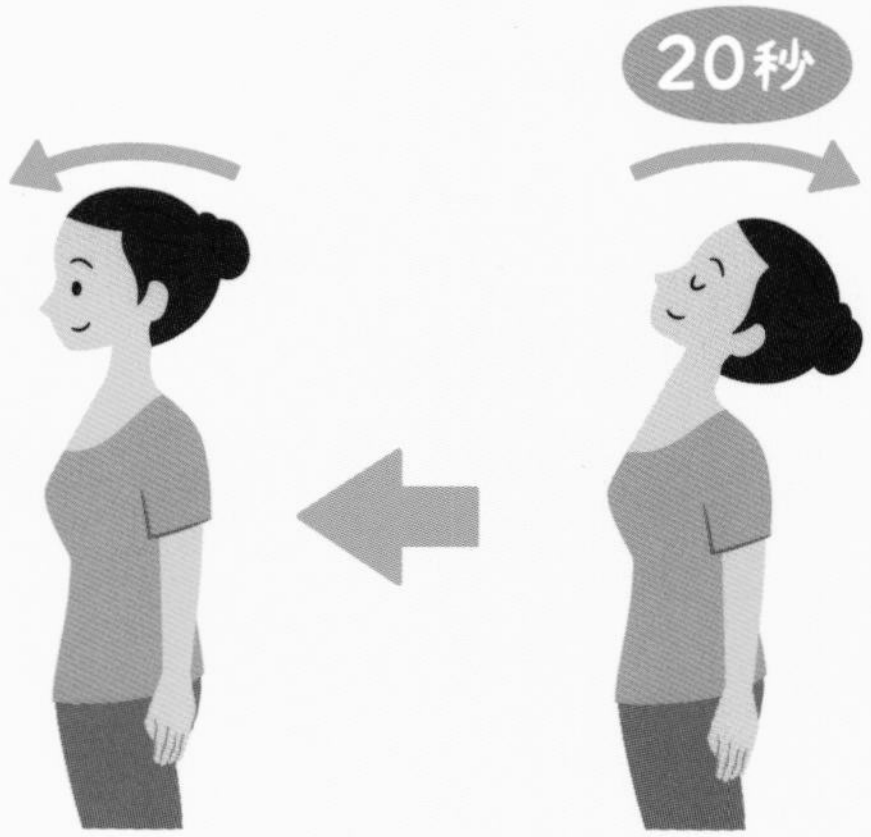

朝起きて20秒、寝る前に20秒、1日2回でOK!

肩の痛み

片方ずつ腕を上げ、そのまま天に向かってゆっくりと腕を伸ばす感じで、肩を20秒伸ばし、戻します。

POINT!

無理をせず、できるところまでで結構です。少しずつ範囲を広げていきましょう。限界まで上げようという意識はあまり持たないようにしましょう。

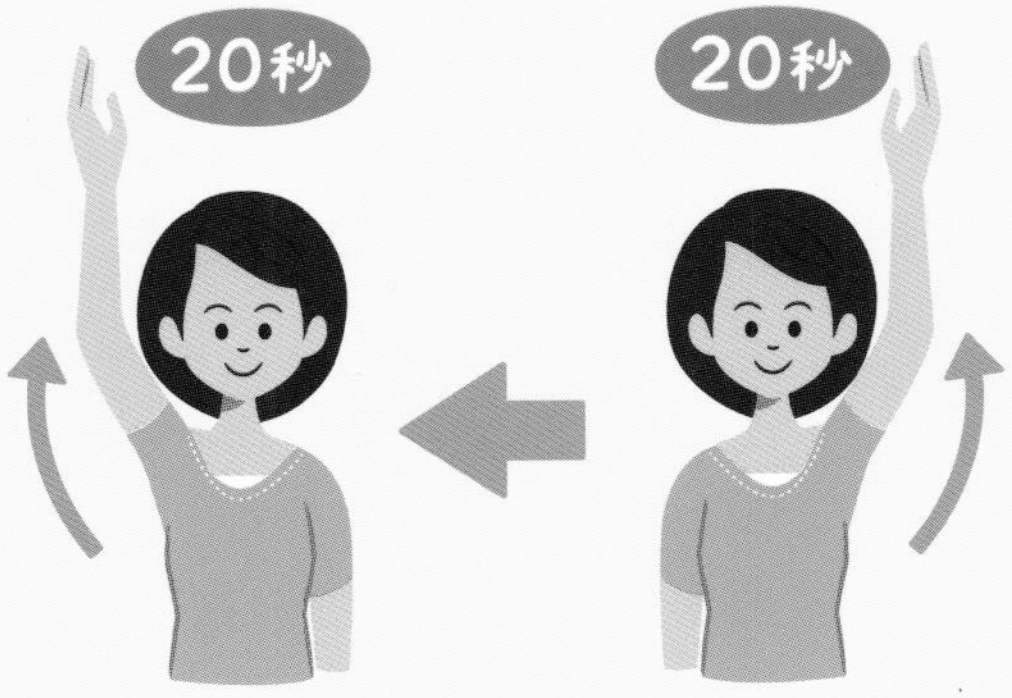

朝起きて20秒、寝る前に20秒、1日2回でOK!

腰の痛み

腰に手を当てて上半身を後ろにそらし、そのままジワーッと20秒伸ばし、戻します。

POINT!

ゆっくりと、できるところまでそらしていきます。少しずつ範囲を広げていきましょう。痛みは徐々にやわらいでいくでしょう。

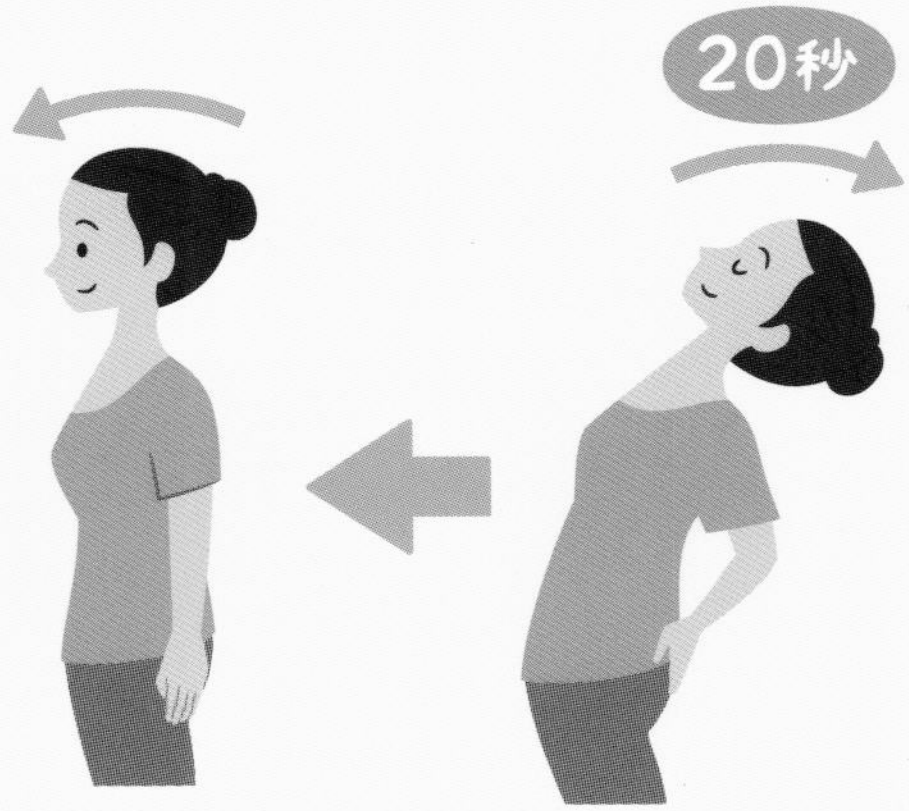

朝起きて20秒、寝る前に20秒、1日2回でOK!

02 痛みが出たときの応急手当て
無心の呼吸

急に痛みが強くなったときは、呼吸に集中することです。息を吸って、吐く。気持ちが痛みのほうに行ってしまうこともあるでしょうが、思いを断ち切ってまた呼吸に戻って集中しましょう。具体的には、ここで紹介する「無心の呼吸」を参考にしてみてください。脳が痛みに縛られっぱなしにならないクセが生まれるとともに、リラックスして痛みが感じにくくなります。

1. 仰向けになり、お腹をふくらませながら、鼻から4秒かけてゆっくりと息を吸う。
2. 7秒間息を止める。
3. お腹をへこませながら、8秒かけて鼻から息を吐き出す。

1～3を痛みがやわらぐまで数回繰り返します

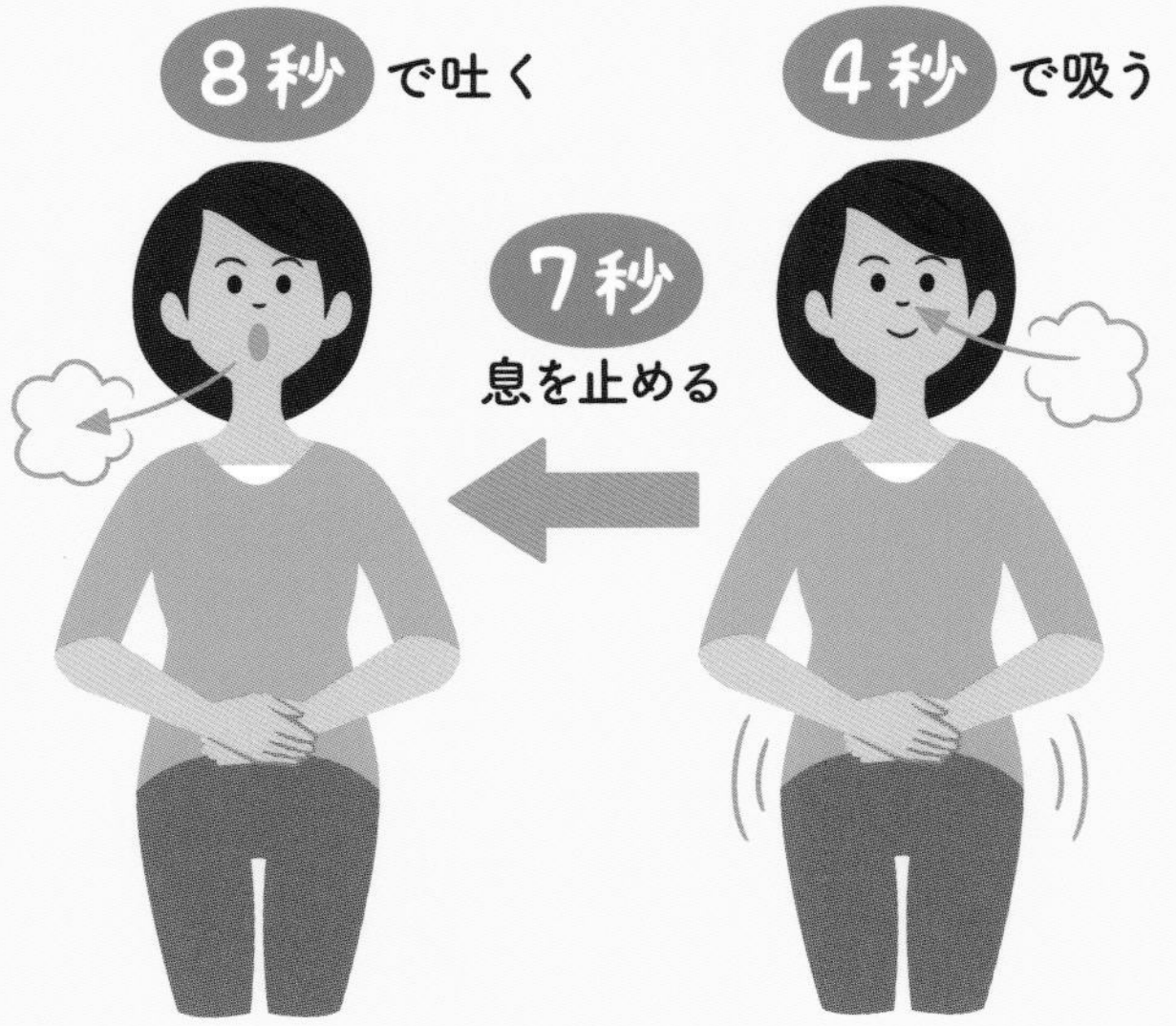

無心の呼吸のポイント

＊常に呼吸に集中しましょう。
＊目はあけていても閉じていてもいいです。
集中できるほうで大丈夫です。
＊慣れてきたら仰向けにならずいつでも好きな姿勢、
好きな場所で行いましょう。
＊痛みが出たらすぐ行います。
その場で痛みがやわらいでいくのを感じられるでしょう。
＊会議や打ち合わせの前など、
緊張状態をほぐしたいときにも有効です。

03 慢性痛の悪化を防ぐ「痛みメモ」を書こう！

「昔から頭痛持ちだから」「腰が痛いから会社に行きたくない」「デスクワークのせいで、首の痛みがどんどん悪化している」私たちは自分の痛みや状況を、常に主観的に判断しています。普段は正常な判断ができるのですが、ストレスを感じているときや、抑うつ的な心持ちに陥っているときは、痛みの認知にゆがみが生じ、それが「脳の痛みの誤解」をより深刻化させ、なかなか慢性痛がとれない要因となります。

認知行動療法は、こうした認知のゆがみを正し、自分が今抱えている問題に対処していけるようサポートするためのもので、慢性痛に関しては、「現在最も効果的な治療法」とさえいわれています。認知行動療法に簡単に取り組むための方法が「痛みメモ」です。

日付	① 状況	② 自動思考 確信度(%)	③ そのときの感情 不安・怒りなど(%)	④ 自動思考の再検討 別の考え方はないか？ 確信度(%)	⑤ 結果の感情 別の考え方をした場合の感情はどうか？ (%)
5/26	街へお出かけ中、急に肩こりがひどくなった	休日が台無しだ：70% 一生肩こりは治らない：90%	不安：50% 怒り：80% 幸せ：5%	お出かけできて良かった：70% 首や肩が壊れていないのを病院で確認してもらったから大丈夫：80%	不安：20% 怒り：20% 幸せ：60%

痛みメモのつけ方

右下を参考に、ノートに「状況」「自動思考」「そのときの感情」「自動思考の再検討」「結果の感情」を書く欄に分け、書き出します。

❶ 状況

どのようなことが起こったか書きましょう

痛みで困ったことが起きたときの状況を、具体的、客観的に書きます。

❷ 自動思考

そのとき、どんな考え方が頭に浮かびましたか？

痛みで困ったとき、自然に浮かんできた考えを書き出していきます。一番強い確信を100%として、そのときの確信が何%程度かも書きます。

❸ そのときの感情

そのとき、どんな気持ちになりましたか？

自分がどう感じたかを、不安、怒り、幸せ、つらい、悲しいなどといった、感情をあらわす言葉を用いて書きます。それぞれの感情が何%程度か評価します。

❹ 自動思考の再検討

違う考え方はできませんか？

❷に書いたことに対して、「別の考え方はできないだろうか」と再検討し、できるだけ具体的に書き出していきます。いくつ書いてもかまいません。ここでも、その考えをどの程度確信できるか、%で表現します。

❺ 結果の感情

気分は変わりましたか？

ここまで書いてきて❸の感情に変化はあったか、再度何%かで評価してください。

いかがだったでしょうか?
写真を見て痛みをとる手法については、
賛否両論があるかもしれません。
それは、新しいものが出てきた際には仕方のないことでしょう。
ただ、私としては、「慢性痛の原因が脳にある」と
わかってきた中で、
少しでもあなたの痛みがラクになる方法があるなら、
それを具体的にお伝えしたいと強く願ったのです。
この本の内容を「自分で痛みをラクにできるんだ」という
スタート地点にしてほしいのです。
最初に書きましたように、私も痛みで苦しんできました。
何をしても、どこにいっても治らない。
その苦しさはよくわかります。

しかし、同時に、その痛みがなくなったときの人生が
変わった瞬間もよく知っています。
趣味を楽しめるようになったり、
好きなことができるようになったり、
仕事に集中できるようになったり、痛みにとらわれないことが、
どれだけ人生を幸せにしてくれるかを知っています。
本書を読んで、1人でもそのような幸せを
感じてもらえる人が増えれば、
医師として、これほどの幸せはありません。
すぐに効果がでないこともあるでしょうが、
ぜひ続けてみてください。

痛み専門医　河合隆志

参考文献

Baliki MN, Mansour R, Baria AT, Apkarian AV: Functional reorganization of the default mode network across chronic pain conditions. PLoS ONE 2014; 9(9): 1-13.

Baliki MN, Geha PY, Fields HL, Apkarian AV: Predicting value of pain and analgesia: nucleus accumbens response to noxious stimuli changes in the presence of chronic pain. Neuron 2010; 66(1): 149–160.

Geha PY, Baliki MN, Harden RN, Bauer WR, Parrish TB, Apkarian AV: The brain in chronic CRPS pain: abnormal gray-white matter interactions in emotional and autonomic regions. Neuron 2008; 60(4): 570-581.

Ruffle JK, Coen SJ, Giampietro V, Williams SCR, Apkarian AV, Farmer AD, Aziz Q: Morphology of subcortical brain nuclei is associated with autonomic function in healthy humans. Hum Brain Mapp 2018; 39(1): 381-392

Younger J, Aron A, Parke S, Chatterjee N, Mackey S: Viewing pictures of a romantic partner reduces experimental pain: involvement of neural reward systems. PLoS ONE 2010; 5(10): 1-7.

Nilakantan A, Younger J, Aron A, Mackey S: Preoccupation in an early-romantic relationship predicts experimental pain relief. Pain Med 2014; 15(6): 947–953.

Eisenberger NI, Master SL, Inagaki TK, Taylor SE, Shirinyan D, Lieberman MD, Naliboff BD: Attachment figures activate a safety signal-related neural region and reduce pain experience. PNAS 2011; 108(28): 11721–11726.

Seminowicz DA, Shpaner M, Keaser ML, Krauthamer GM, Mantegna J, Dumas JA, Newhouse PA, Filippi C, Keefe FJ, Naylor MR: Cognitive behavioral therapy increases prefrontal cortex gray matter in patients with chronic pain. J Pain 2013; 14(12).

Seminowicz DA, Wideman TH, Naso L, Hatami-Khoroushahi Z, Fallatah S, Ware MA, Jarzem P, Bushnell MC, Shir Y, Ouellet JA, Stone LS: Effective treatment of chronic low back pain in humans reverses abnormal brain anatomy and function. J Neurosci 2011; 31(20): 7540–7550.

Montoya P, Larbig W, Braun C, Preissl H, Birbaumer N: Influence of social support and emotional context on pain processing and magnetic brain responses in fibromyalgia. Arthritis & Rheumatism 2004; 50(12): 4035–4044.

Naugle KM, Fillingim RB, Riley JL: A meta-analytic review of the hypoalgesic effects of exercise. J Pain 2012; 13(12): 1139-1150.

Obermann M, Nebel K, Schumann C, Holle D, Gizewski ER, Maschke M, Goadsby PJ, Diener HC, Katsarava Z: Gray matter changes related to chronic posttraumatic headache. Neurology 2009; 73(12): 978-983.

Nakamura M, Nishiwaki Y, Ushida T, Toyama Y: Prevalence and characteristics of chronic musculoskeletal pain in Japan. J Orthop Sci 2011; 16: 424-432.

Boos N, Rieder R, Schade V, Dipl P, Spratt KF, Semmer N, Aebi M: The diagnostic accuracy of magnetic resonance imaging, work perception, and psychosocial factors in identifying symptomatic disc herniations. Spine 1995; 20(24): 2613-2625.

Teraguchi M, Yoshimura N, Hashizume H, Muraki S, Yamada H, Minamide A, Oka H, Ishimoto Y, Nagata K, Kagotani R, Takiguchi N, Akune T, Kawaguchi H, Nakamura K, Yoshida M: Prevalence and distribution of intervertebral disc degeneration over the entire spine in a population-based cohort: the Wakayama spine study. Osteoarthritis Cartilage 2014; 22(1): 104-110.

Okada E, Matsumoto M, Fujiwara H, Toyama Y: Disc degeneration of cervical spine on MRI in patients with lumbar disc herniation: comparison study with asymptomatic volunteers. Eur Spine J 2011; 20(4): 585-591.

Strack F, Stepper S, Martin SL: Inhibiting and facilitating conditions of the human smile: a nonobtrusive test of the facial feedback hypothesis. J Pers Soc Psychol 1988; 54(5): 768-777.

Stagg NJ, Mata HP, Ibrahim MM, Henriksen EJ, Porreca F, Vanderah TW, Malan TP: Regular exercise reverses sensory hypersensitivity in a rat neuropathic pain model role of endogenous opioids. Anesthesiology 2011; 114(4): 940-948.

O'Connor SR, Tully MA, Ryan B, Bleakley CM, Baxter GD, Bradley JM, McDonough SM: Walking exercise for chronic musculoskeletal pain: systematic review and meta-analysis. Archives of Physical Medicine and Rehabilitation 2015; 96: 724-734.

Ushida T, Ikemoto T, Taniguchi S, Ishida K, Murata Y, Ueda W, Tanaka S, Ushida A, Tani T: Virtual pain stimulation of allodynia patients activates cortical representation of pain and emotions: a functional MRI study. Brain Topogr 2005; 18: 27-35

Todd DD: Kinesiophobia: the relationship between chronic pain and fear-induced disability. Forensic Examiner 1998; 7: 14-20.

Vlaeyen JWS, Kole-Snijders AHJ, Boeren RGB, Van Eek H: Fear of movement/ (re)injury in chronic low back pain and its relation to behavioral performance. Pain 1995; 62 (3): 363-372.

Inoue M, Inoue S, Ikemoto T, Arai YP, Nakata M, Miyazaki A, Nishihara M, Kawai T, Hatakeyama N, Yamaguchi S, Shimo K, Miyagawa H, Hasegawa T, Sakurai H, Hasegawa Y, Ohmichi Y, Ushida T: The efficacy of a multidisciplinary group program for patients with refractory chronic pain. Pain Res Manag 2014; 19 (6): 302-308.

Nicholas M, Molloy A, Beeston L: Manage your pain: practical and positive ways of adapting to chronic pain. 2011 London Souvenir Press Ltd.

PART.5 の答え

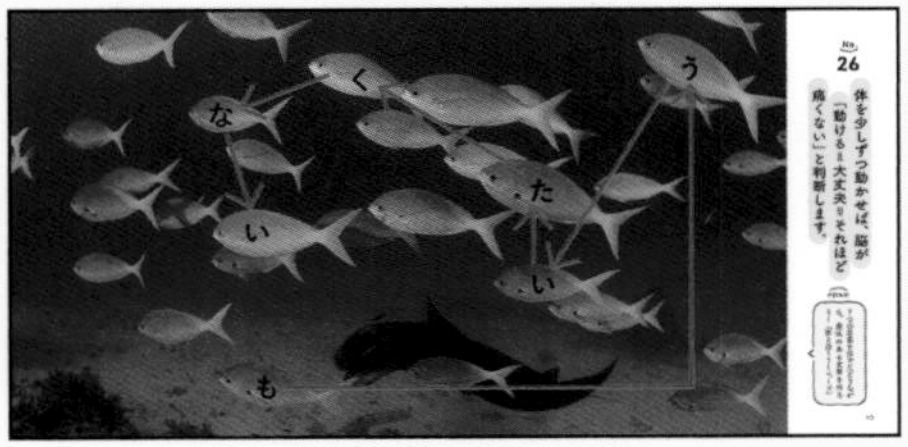

No.
26

答えは「もういたくない」

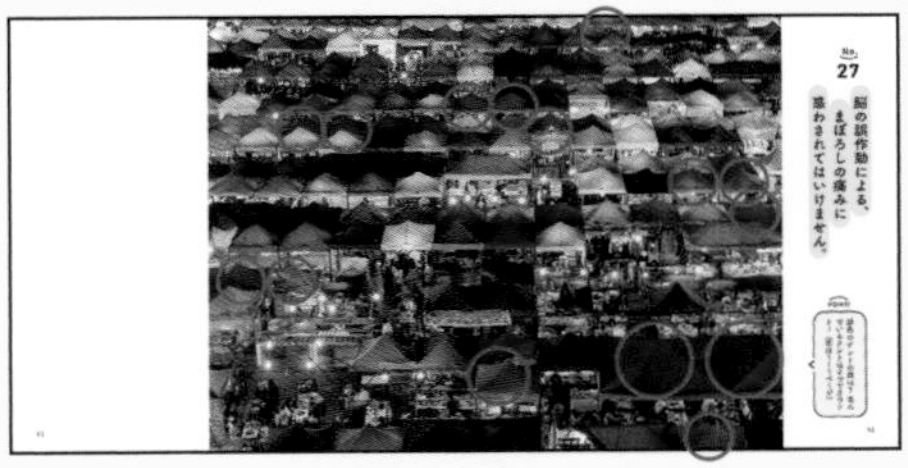

No.
27

緑色のテントは15個

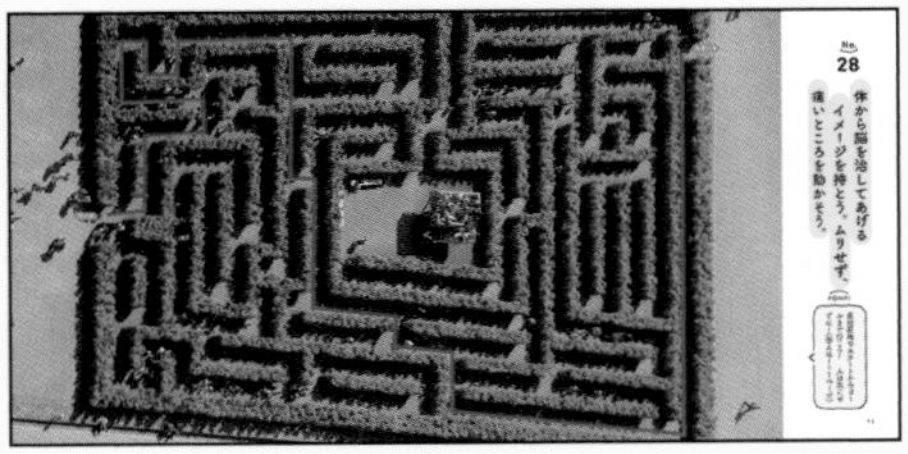

No.
28

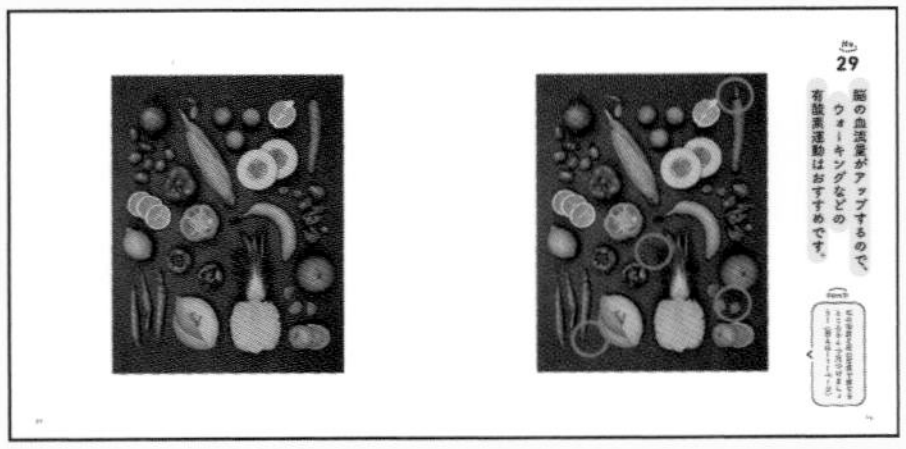

No.
29

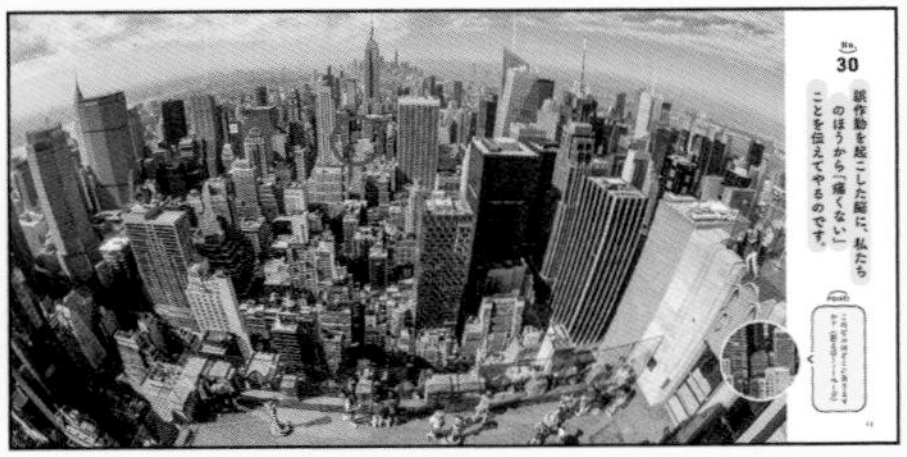

No.
30

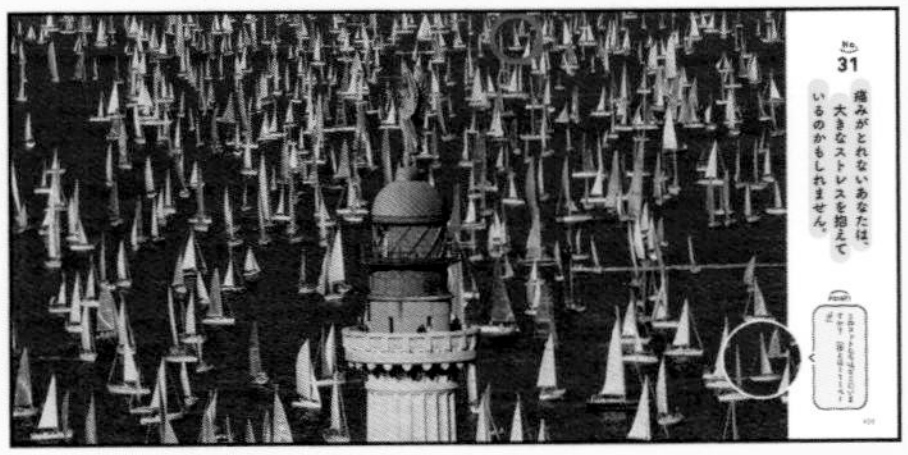

No.
31

見るだけでしつこい痛みがすーっと消えるすごい写真

発行日　2021年3月22日　第1刷

著者	河合隆志

本書プロジェクトチーム

編集統括	柿内尚文
編集担当	中村悟志
デザイン	細山田光宣+鈴木あづさ（細山田デザイン事務所）
編集協力	寺口雅彦
カバーイラスト	オガワナホ
本文イラスト	フクイヒロシ
校正	中山祐子
DTP	ユニオンワークス
写真提供	アフロ（JUNJI TAKASAGO、田中正秋、plainpicture、Juniors Bildarchiv、田上明、田中秀明、山本忠男、阿部宗雄、SIME、高野雅弘、WESTEND61、Lmuotoilu、矢部志朗、山本つねお、Ardea、Cultura、imagebroker、Bluegreen Pictures、角田展章、上甲信男、岡田光司、蛯子渉、Andy Rouse、猪俣典久、Sean Davey、Christof Sonderegger、robertharding）
営業統括	丸山敏生
営業推進	増尾友裕、藤野茉友、綱脇愛、大原桂子、桐山敦子、矢部愛、寺内未来子
販売促進	池田孝一郎、石井耕平、熊切絵理、菊山清佳、吉村寿美子、矢橋寛子、遠藤真知子、森田真紀、大村かおり、高垣真美、高垣知子
プロモーション	山田美恵、林屋成一郎
編集	小林英史、舘瑞恵、栗田亘、村上芳子、大住兼正、菊地貴広
講演・マネジメント事業	斎藤和佳、志水公美
メディア開発	池田剛、中山景、長野太介、多湖元毅
管理部	八木宏之、早坂裕子、生越こずえ、名児耶美咲、金井昭彦
マネジメント	坂下毅
発行人	高橋克佳

発行所　株式会社アスコム

〒105-0003
東京都港区西新橋2-23-1　3東洋海事ビル
編集部　TEL：03-5425-6627
営業部　TEL：03-5425-6626　FAX：03-5425-6770

印刷・製本　中央精版印刷株式会社

Printed in Japan ISBN 978-4-7762-1130-3

本書は、2018年7月に弊社より刊行された『痛み専門医が考案 見るだけで痛みがとれるすごい写真』を改題し、加筆修正したものです。